KB038910

내 아이
마음에
무슨 ♥ 일이
생긴 걸까

* 이 도서의 국립중앙도서관 출판시도서목록(CIP)은
e-CIP홈페이지(http://www.nl.go.kr/ecip)에서 이용하실 수 있습니다.
(CIP제어번호 : CIP2009002818)

소아정신과
의사가 권하는
내 아이 정신건강 지키기

김영화 지음

내 아이
마음에
무슨 ♥ 일이
생긴 걸까

한울

책을 내면서

　요즈음의 젊은 부모들은 육아에 대해 무척 부담을 느낀다. 핵가족화가 되면서 아이를 어떻게 기르는지 보고 배울 기회가 없어진 데다 학교나 사회에서 아이를 어떻게 기르는지 배운 적도 없기 때문이다. 아이가 손톱을 물어뜯거나 짜증을 내는 것처럼 아주 사소한 문제도 심각하게 생각해서 병원을 찾는가 하면, 꼭 소아정신과 상담이 필요한 증상을 무시하는 바람에 치료 시기를 놓쳐버리는 경우도 있다. 제때 치료를 받았다면 아이의 인생이 바뀔 수도 있었는데, 하는 안타까운 마음이 드는 경우가 많다. 병원에 찾아온 그런 젊은 부모들이 이런저런 이야기 끝에 하는 질문이 꼭 있다. "선생님 어떤 책을 읽으면 좋은가요?"

　필자는 20년 이상 정신과 의사로 일해왔다. 그리고 15년간 소아정신과 개원 의사로 환자들과 만나오면서 많은 임상경험을 쌓았다. 그렇게 쌓은 소아정신과 의사로서의 임상경험을 아이를 기르는 부모들과 나누고 싶었다. 한편으로는 '어떤 분야에서 10년 이상 일해온 전문가는 자기의 경험을 사회에 돌려줄 책무가 있다' 는 생각도 들었다. 이 책은 그동안 임상진료를 하면서 여기저기에 기고한 글들과 특별히 흥미로운 경우라고 여겨지는 다양한 사례를 모은 것이다. 대부분이 병원을 찾는 부모들과 육아에 특별히 부담을 느끼는 부모들에게 도움이 되고자 하는 의도에서 쓴 것이다. 자녀의 몸과 마음이 건강하게 잘 자랄 수 있게 도와주는 일은 젊은 부모들에게 어렵지만 가장 보람 있는 인생의 과제라고 생각한다. 이 책이 그 과제를 성공적으로 수행하는 데 조금이라도 도움이 된다면 저자로서는 더없는 보람일 것이다.

2009년 9월　김영화

차례

02 : 3~6세 아이 키우기

03 : 초등학생 아이 키우기

학습문제

04: 부모의 역할

01

0~3세
아이 키우기

말이 늦는 아이 ♥ 언어발달과 지능 ♥ 언어장애의 종류 ♥ 일하는
엄마, 자폐증 아이 ♥ 자라지 않는 아이 ♥ 대소변을 못 가리는 아이
♥ 운동으로 지능을 높인다-정신운동 교육 ♥ 0~3세에 꼭 필요한
부모와 함께하는 놀이

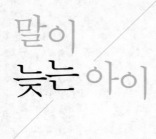

말이
늦는 아이

한 엄마가 무척 걱정스러운 얼굴로 진료실에 들어와서 물었다. 두 돌이 지난 아이가 말이 늦고 텔레비전 광고를 무척 좋아하는데 혹시 자폐증이 아니냐는 것이었다. 이처럼 말이 늦는 것 외에는 큰 문제가 없는데도 혹시 자폐증이 아닌가 하고 걱정하는 부모들이 있다.

반면에 말이 늦게 트이는 아이도 있다며 느긋해하다가 나중에 자폐증 증세를 보여, 진단받는 시기를 놓치는 경우도 있다.

말을 잘하게 하려면

아이들은 돌 전후로 말을 시작한다. 두 돌이 되면 엄마의 말을 어느 정도 이해하고 대꾸도 잘하며, 두 단어 이상을 연결시켜 의사표시를 하려고 한다. 세 돌이 되면 자신의 의사를 말로 잘 표현하게 된다. 아이가 자라면서 "엄마, 아빠!" 하고 불러줄 때 부모의 가슴에는 기쁨과 사랑이 샘솟는다. 이렇게 아이의 언어발달은 부모와 사랑이 오가는 친밀한 상호작용 속에서 이루어진다. 아기가 "우" 하면 엄마는 "우리 아기 우유 먹을까?" 하고 적극적으로 반응을 보이고 본능적으로 언어자극을 주어야 한다. 항상 아기에게 말을 많이 시키고 이야기를 들려주어 아기가 말을 하고 싶은 마음이 자라도록 해야 한다.

언어발달 기회와 언어장애

엄마가 우울해서 아기에게 자극을 주지 못하거나 할머니가 과잉보호를 하여 아기가 말할 필요가 없을 정도라면 아이는 정상적인 언어발달의 기회를 뺏기게 되는 것이다. 선천적으로 청력장애, 자폐증, 정신지체가 원인이 되어 말이 늦는 경우도 있다. 두 돌이 되었는데도 아기가 의미 있는 말을 한 마디도 못한다면 언어장애를 의심해야 한다. 어떠한 경우든 조기발견과 조기치료의 중요성은 아무리 강조해도 지나치지 않다.

토끼와 거북이의 경주 이야기에서는 부지런한 거북이가 게으른 토끼를 이긴다. '말이 늦다'고 병원에 오는 아이들을 보면 또래보다 말하기가 늦기는 하지만 몇 년 뒤에는 또래보다 모든 면에서 더 뛰어난 아

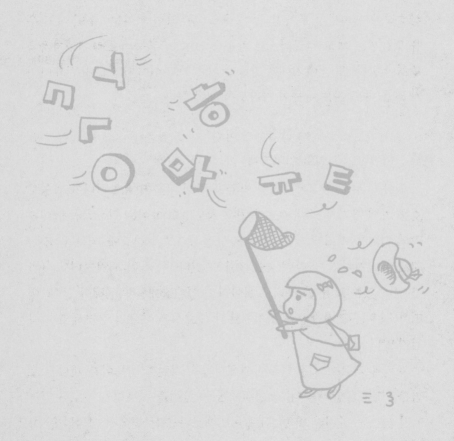

이가 되는 경우가 많다. 그러므로 말이 늦다고 처음부터 크게 걱정할 필요는 없을 것이다.

말이 늦게 되는 여러 가지 이유

'말을 잘 못한다'고 병원에 와서 진찰받게 되는 아이들을 자세히 진찰해보면 그 증세가 천차만별이다. 가장 흔한 경우는 말귀를 알아들으면서도 말이 또래에 비해 술술 나오지 않는 아이들이다. 이럴 땐 부모가 아이의 말을 많이 들어주는 것도 중요하지만 친구들과 많이 어울리게 하는 것이 좋은 방법이다. 말을 하지 못하다가 놀이방에 가서 또래들이 즐겁게 노는 것을 보고 듣고 하면서 말이 늘었다는 경우도 흔히 있다.

발음이 분명치 않아 알아듣기 어렵거나 잘못 발음하는 말소리가 많아 친구들에게 웃음거리가 되는 아이들이 있다. 혀 짧은 소리를 내는 원인 중 가장 흔한 것은 혀의 이상이다. 혀와 입바닥을 연결하는 점막의 높이가 짧은 경우에 그런 소리를 낼 수 있다. 이 경우 수술 치료를 해주어야 한다.

동생이 태어났거나 몸이 아프거나 해서 어리광 섞인 목소리로 아기처럼 말할 때도 있다. 이것은 일시적 퇴행 현상으로 아기처럼 말을 하는 것이므로 부모가 무관심하게 대하면 아기처럼 말하는 버릇이 쉽게 없어질 것이다.

　정상적인 아기도 기분이나 상황에 따라 "어~어~엄마" 하면서 말을 더듬곤 한다. 하지만 일단 말을 더듬는 것이 지속적으로 심해진다면 병적 말더듬이로 보아야 한다. 너무 긴장하거나 떠는 아이에게 부모가 빨리 말하라고 재촉하거나 말을 더듬지 말라고 혼내면, 아이는 두려움 때문에 더 말을 더듬게 된다. 아이가 말을 더듬는다면 부모는 천천히 말하는 모습을 보여주면서 아이에게 말을 잘하라고 재촉하지 말고 열심히 듣고 부드럽게 대꾸해줘야 한다.

　심리적인 스트레스나 불안 때문에 말을 더듬는 일이 생기거나 아이 스스로 말을 잘못한다는 생각으로 다른 문제행동을 보이면 소아정신과 전문의의 도움을 받아야 한다.

언어발달과 지능

    아이들은 태어날 때부터 말을 배울 준비를 하고 태어난다. 태어난 후에는 옹알이를 하면서 말하기를 시작한다. 6, 7개월이 지나면 음절을 흉내 내면서 본격적으로 모국어를 배울 준비를 한다. 처음에는 '마마', '다다'로 단음절 발성을 하다가 이것이 의미 있는 말로 연결되면서 '엄마', '맘마' 등의 단어를 말할 수 있게 된다.

    돌이 되면 두 단어를 연결해서 완전한 발음은 아니지만 어른들의 억양을 흉내 내어 자신만 아는 짧은 문장을 옹알거릴 수 있게 된다. 두 돌이 되면 엄마의 말을 어느 정도 이해하고 또 대꾸도 잘하고 간단하게 여러 단어를 연결 시켜 자신의 의사표시를 하게 된다. 세 돌이 되면 보통 아이들은 자신의 의사를 말로 충분히 나타낼 수 있다.

    아이가 자라면서 또래들보다 말하기가 늦어진다면 부모의 입장에서 걱정하는 것은 당연한 일이다. 하지만 말이 늦는다고 해서 다 같은 문제를 가지고 있는 것은 아니다. 말하기가 또래에 비해 늦는 경우 무엇이 원인인지 분명히 찾아내야 한다. 언어발달이 늦어 생길 수 있는 문제를 예방하려면 아이에게 언어자극을 줄 수 있는 방법들을 부모가 알아야 한다.

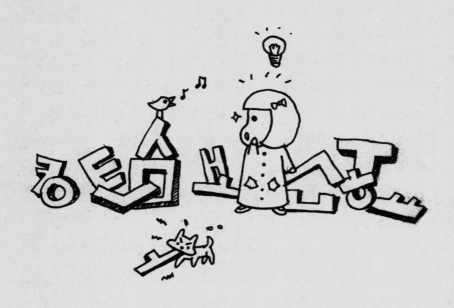

아이의 반응에 적극적으로 관심을 보여주어야 한다

과학자들은 생후 3년 동안의 초기 경험이 아이의 언어발달과 일생을 좌우한다는 사실을 밝혀냈다. 생후 초기에 아기를 얼러주거나 의미 없는 옹알이에 적극적으로 대꾸해주는 것이 아기의 언어발달에 매우 중요하다는 사실을 과학적으로 밝혀낸 것이다.

인간은 태어날 때부터 말을 할 준비가 되어 있고, 아기가 말하는 법을 배우는 과정은 영어든 중국어든 국어든 모두 같다. 그래서 아이들은 어느 나라에서 태어나 자라든지 지능과 상관없이 3세만 되면 모국어를 배우고 유창하게 말할 수 있게 되는 것이다. 컴퓨터에 비유하자면 인간은 언어 소프트웨어를 천부적으로 가지고 태어나는 것이라 할 수 있다.

언어학자들은 언어란 인간의 생물학적인 구조의 일부로 일종의 본능이라고 보고 있다. 이런 본능적인 능력이 퇴보하지 않고 잘 발달하려면 생후 3년 동안의 주위환경과 초기 경험이 가장 중요하다.

말하기가 늦다고 '비정상'으로 취급하는 것은 잘못이다

모든 아이들이 정해진 순서대로 언어발달을 하는 것일까? 꼭 그렇지는 않다. 약 75%의 아이들은 정상적인 발달을 보이지만 나머지 25% 정도는 또래에 비해 말하기가 늦다. 아이가 말이 늦더라도 말귀를 알아듣는 것에는 문제가 없고 손짓이나 몸짓으로 의사표시를 할 수 있다면 단순히 말하기만 늦는 것으로 보아야 한다.

그러면 말하기가 늦는 경우, 언어치료를 조기에 해야 할까? 아이가 3세까지 말하기가 늦으면 나중에 읽기나 쓰기를 배우는 데 어려움을 가져올 수 있는 학습장애로 발전할 가능성이 있으므로 조기 언어치료가 필요한 경우도 있다. 이름을 불러도 반응이 없거나, 지시를 해도 따르지 못하거나, 만 3세가 되었는데도 의미 있는 말을 한 마디도 하지 못한다면, 자폐증과 같은 발달이상이 있는지 살펴보아야 한다. 하지만 아이가 말을 많이 하려고 하고 또 흉내 내기를 할 수 있다면 크게 걱정할 필요는 없다.

이야기를 많이 들려주면 두뇌발달에 도움이 된다

아이를 안아주면서 이야기를 해주거나 동화책을 읽어주는 것은 아이의 두뇌발달과 정서발달에 아주 중요하다. 따뜻한 아랫목에서 할아버지 할머니가 들려주는 옛날이야기나 부모의 살아온 이야기를 듣는 것, 그리고 언니 오빠의 모험담과 귀신 이야기를 듣는 것은 모두 아이의 두뇌발달에 커다란 도움이 되는 경험들이다. 따라서 항상 아이에게 말을 많이 시키고, 이야기를 들려주고, 아이의 말을 끝까지 재미있게 들어주어서 말을 하고 싶은 마음이 자라도록 해야 한다.

왜 말하기가 늦어질까

아이가 말하기가 늦다면 왜 그런 것일까. 말이 늦은 경우엔 단순히 말하기만 늦은 것인지 청력장애나 자폐증, 정신지체가 원인인지를 구분할 필요가 있다. 아이가 말하기는 늦어도 말귀를 알아듣고 또 손짓으로 의사전달을 잘한다면 내면적으로는 언어습득이 이루어지고 있는 것이므로 문제될 것이 없다. 하지만 아이가 어떤 말을 해도 반응이 없거나 아주 간단한 질문도 이해하지 못하고 지시에 따르지 못하거나 사람에게 전혀 관심을 보이지 않는다면 청력장애나 자폐증과 같은 의사소통장애를 의심해보아야 한다.

단순히 말하기만 늦는 경우에는 유전적으로 타고난 경우가 많다. 그리고 아버지 쪽으로 말을 더듬거나 발음이 불분명한 언어문제를 가지고 있는 친척들이 있을 수 있다. 이런 경우에는 부모가 더 많이 말을 시키고 이야기를 들려주며, 또래 친구들과 어울릴 수 있는 기회도 많이 만들어주어야 한다.

언어장애의
종류

    말을 잘하지 못하는 아이들에겐 여러 가지 경우가 있다. 가장 흔한 경우는 말을 듣고 이해는 하는데 친구들처럼 말이 술술 나오지 않는 경우이다. 이런 경우엔 언어발달장애라고 한다. 심한 경우엔 언어치료가 필요하지만, 집에서 말을 많이 시키고 이야기를 들려주면서 아이의 말하기가 나아진다면 크게 걱정할 필요가 없다.

    아이의 발음이 분명하지 않아 다른 사람이 알아듣기 어렵거나 아이가 발음을 잘못해서 친구들에게 웃음거리가 되는 경우도 있다. 이것은 발달성구음장애로 의사소통에 지장이 될 정도로 심한 경우에는 언어치료를 받는 것이 도움이 된다.

    혀 짧은 소리를 내는 가장 흔한 원인은 혀에 선천적인 이상이 있기 때문이다. 혀와 입바닥을 연결하는 점막의 높이가 짧은 경우에 혀 짧은 소리를 내게 된다. 의학적으로 '설소대단축증'이라 하는데 이비인후과에서 수술치료를 해야 한다. 수술 후에는 언어치료로 발음교정을 받아야 한다.

    동생이 태어났거나 몸이 아파서 어리광 섞인 목소리로 아기처럼 말하는 아이도 있다. 이때는 부모의 관심을 끌기 위해 일시적으로 아기처럼 말하는 것이다. 이럴 때는 부모가 아기처럼 말하는 것에 대해서는 무관심하게 대하고 한편으로는 애정표현을 충분히 하면 아기처럼 말하는 버릇을 쉽게 고칠 수 있다.

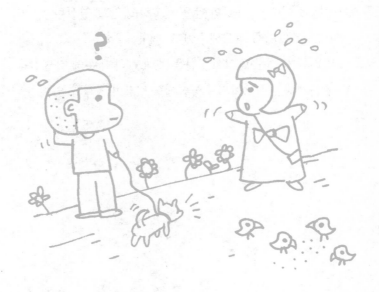

📣 말을 더듬는 아이

정상적인 아이도 긴장된 상황에서는 '어, 어, 엄마' 하면서 말을 더듬을 수 있지만 한 번 시작된 말더듬기가 버릇처럼 계속되거나 심해지는 아이도 있다. 또 친구가 말더듬는 것을 흉내 내다가 말을 더듬게 되었다고 하는 아이도 있다.

처음에는 대게 첫마디를 반복하는 식으로 말을 더듬지만 이것이 진행되면 말하는 도중에도 더듬게 되고, 또 말을 더듬지 않으려고 애를 쓰다 보니 손으로 책상 위를 친다든지 발길질을 하면서 말하는 버릇을 보이기도 한다. 이런 경우엔 '병적인 말더듬기'로 보아야 한다.

아이가 말을 더듬으면 부모는 빨리 말하라고 재촉하거나 말을 더듬지 말라고 혼내게 되는데 이런 경우엔 오히려 말더듬기가 악화된다. 긴장하면 말을 더 더듬게 되기 때문이다. 부모는 아이에게 천천히 말하는 모습을 보여주고, 아이의 말을 재촉하지 않고 열심히 아이의 말을 들어주고 또 부드럽게 대꾸해주어야 한다.

말더듬기 때문에 의사표현을 제대로 하지 못해 좌절감을 느낄 경우, 다른 문제행동을 보이거나 학습에도 지장이 생길 수 있어 주의해야 한다.

♥ 언어발달의 적신호 ♥

0~3개월	소리를 내어 얼러보아도 돌아보지 않는다.
4~6개월	"안 돼"라는 말에 반응을 보이지 않고, 초인종 소리에도 두리번거리지 않고, 옹알이를 하지 않는다.
7~12개월	이름을 불러도 돌아보지 않는다. 아이가 부모의 관심을 끌려고 울거나 다른 소리를 내지 않는다.
1~2세	"곰인형 어디 있니"라는 간단한 질문도 알아듣지 못한다. 그림책을 보면서 이름을 말해줘도 지적하지 못한다.
2~3세	"컵을 이리로 가지고 와라" 같은 두 가지 일을 한꺼번에 시키면 따라하지 못한다. 두세 개 단어를 연결하지 못하고 흔히 접하는 물건의 이름을 말하지 못한다.
3~4세	발음이 정확하지 않고 가족 이외의 사람은 아이의 말을 알아들을 수가 없다. "누가" "무엇을" "어디서"가 들어간 간단한 질문에 답하지 못한다.

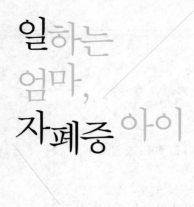

일하는 엄마, 자폐증 아이

어린 자녀를 둔 어머니들이 직업을 갖는 경우가 늘고 있다. 미국에서는 6세 이하의 자녀를 둔 어머니의 반 이상이 직장에 나간다고 한다. 우리나라에서도 맞벌이가 경제적으로 중산층을 유지하는 수단이 되어가고 있다. 여자 대학생들을 대상으로 한 조사에 의하면 결혼 후에도 직장생활을 유지하는 것을 당연히 여긴다고 했다. 따라서 우리나라에서도 경제수준에 상관없이 맞벌이 가정은 계속 늘어날 것으로 예측된다.

맞벌이 가정의 가장 큰 걱정은 아이를 돌보는 문제일 것이다. 얼마 전에 '엄마가 직장에 다니는 경우 아이가 자폐가 될 수도 있다'는 보도가 있었다. 이 보도가 나간 후에 많은 직장여성들이 내 아이가 자폐가 되지 않을까 하는 불안을 느꼈을 것이다. 정말 일하는 엄마와 아이의 자폐증은 관계가 있는 것일까.

🐳 유사자폐증

유사자폐 아동은 언뜻 보기에는 자폐아와 비슷하지만 그 원인은 자폐증과는 다르다. 유사자폐아는 보통 아이들처럼 어른들에게 예쁜 짓을 하거나 샘을 내는 정서반응이 없고 무덤덤하며 사람을 피하는 반응을 보인다.

유사자폐는 선천적인 장애인 자폐증과는 달리 아이를 돌보는 사람이 미숙하거나 아이를 돌보는 사람이 자주 바뀌어서 아이가 양육자에게 애착을 가지지 못해서 생긴 것이다. 애착이란 양육자가 아이에게 지속적인 사랑과 변함없는 보살핌, 적절한 자극을 줄 때 양육자와 아이 사이에 생기는 끈끈한 유대관계이다. 이 애착을 기반으로 다른 사람과 정을 주고받을 수 있는 것인데 유사자폐 아동은 후천적으로 애착이 형성되지 않은 것으로 본다.

유사자폐증은 전문용어로 반응성 애착장애라고 한다. 반응성 애착장애는 후천적으로 애착을 주고받는 사람과 지속적이고 안정된 애정관계가 형성되지 않아 아이가 자폐증적인 특징을 보인다.

🐳 예방수단은 양육자의 충분한 애정

엄마가 우울하거나 집을 떠나 있거나 직장생활을 하는 경우엔 아이에게 충분한 애정을 줄 수 있는 대리 양육자가 필요하다. 한 연구에 의하면 엄마가 직장에서 돌아와 아이와 함께 정을 나누며 지내는 시간이 한 시간 반 이상이 되면 아이가 정상적으로 자라는 데 아무 문제가 없다고 한다.

유사자폐 아동은 치료를 받으면 정상적인 발달을 할 수 있다. 엄마가 아이를 제대로 돌보지 못해 문제가 생긴 경우 모자간 애착형성을 위해 전문가의 도움을 받아야 한다. 애착 장애인 경우에는 아이와 엄마가 함께 참여하는 모아애착증진 치료가 크게 도움이 된다.

유사자폐 아동은 겉으로 보기엔 자폐아동과 비슷하지만 조기에 발견해서 적절한 치료와 교육을 받으면 정상적인 어린이로 자랄 수 있기 때문에 조기 진단과 치료가 매우 중요하다.

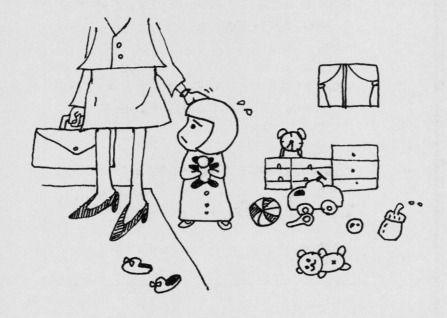

♥ 자폐증 테스트 ♥

☞ 아이가 장난감으로 요리를 하는 등의 흉내놀이를 하는가?
　　□ 예　　　　□ 아니오

☞ 아이가 어떤 사물을 검지손가락으로 가리키면서 그것에 대한 관심을 표현하는가?
　　□ 예　　　　□ 아니오

☞ 아이의 주의를 끈 다음에 방 안에 있는 재미있는 물건을 가리키면서 "와 저것 봐, 저기 공이 있네"라고 말한 후 아이의 반응을 본다. 아이가 반응을 하는가?
　　□ 예　　　　□ 아니오

☞ 아이의 주의를 끈 다음, 장난감을 주고 "차 한 잔 주세요"라고 한다. 아이가 차를 따르거나 마시는 흉내를 내는가?
　　□ 예　　　　□ 아니오

☞ "전등이 어디 있지?"라고 물을 때 전등을 손가락으로 가리키는가?
　　□ 예　　　　□ 아니오

* 위 문항 중 3개 이상의 항목이 '아니오'인 경우 자폐증이 의심됨.

자라지 않는 아이

"자라지 않는 아이"는 펄벅 Pearl Sydenstricker Buck의 자서전 제목이다. 펄벅에게는 아주 예쁜 외동딸이 있었는데 자라면서 지능이 떨어지고 사람에 대한 반응이 없었다. 펄벅의 딸은 6세경에 병원에서 자폐증이란 진단을 받았다.

펄벅은 자서전에서 자폐아 부모가 겪어야 하는 방황과 아픔을 잘 표현하고 있다. 그녀는 딸의 병을 고치기 위해 유명한 병원과 의사를 찾아 전 세계를 돌아다녔다고 한다. 펄벅은 자폐증을 다른 병처럼 간단한 치료로 고칠 수 있는 병이라 생각했던 것이다. 결국 미국의 한 병원에서 자폐가 일생 동안 장애를 겪는 병이란 사실을 알게 되었다.

자폐증이란

자폐증에 대한 일반인들의 관심이 높아지면서 우리 아이가 혹시 자폐증이 아닐까 걱정하는 부모도 늘고 있다. 자폐증이란 말은 1943년 미국의 소아정신과 의사인 케너L. Kanner에 의해 처음으로 사용되었다. 그는 아주 특이한 아이들 11명을 발견하고 이 아이들에게 유아 자폐증이란 진단을 내렸다.

자폐란 말은 자기 세계에 빠져 움츠러들고 폐쇄적으로 세상과 담을 쌓은 듯이 보이기 때문에 붙여진 말이다. 우리나라에서는 약 20년 전부터 자폐증이란 병명이 알려졌으며, 최근엔 일반인들 사이에서도 자폐증에 대한 관심이 높아지고 있다.

지나치게 수줍어하거나 혼자 놀기를 좋아한다고 해서 자폐라고 하는 것은 잘못된 일이다. 반면에 아이가 말을 하지 못하고 다른 사람에게는 관심이 없는데도, '자라면서 말을 하겠지' 하고 기다리다가 진단과 교육을 받을 시기를 놓치는 안타까운 일이 생겨서도 안 될 것이다.

바보 천재

더스틴 호프만이 자폐증 연기를 훌륭히 해낸 〈레인맨〉이라는 영화가 있다. 이 영화에서 자폐증 환자는 외모는 정상인데 다른 사람과 잘 어울리지 못하고, 말을 하더라도 다른 사람과 제대로 주고받지 못하며, 같은 행동을 되풀이하고, 상상력은 부족하지만 기억력은 좋은 특징을 보인다.

가르치지 않았는데도 영어나 한문을 읽고, 어려운 계산을 해내고, 한

번 들은 곡을 그대로 연주하는 등의 뛰어난 능력을 보이는 자폐증 환자도 있지만 흔하지는 않다. 얼마 전 중국 연변에서 한국을 방문한 정신과 의사의 말에 의하면 중국에서는 자폐증이란 진단은 없고, 다만 이런 특징을 가진 환자를 '바보 천재'라고 부른다고 한다.

ᔛ 말이 늦으면 자폐증일까

자폐 아동은 말을 하지 못하는 경우가 많다. 그래서 말이 늦는 경우엔 아이가 단순히 말하기가 늦는 것인지, 아니면 다른 사람의 말에 관심이 없고 눈 맞춤도 되지 않는 것인지 잘 살펴보아야 한다. 말이 늦어도 이름을 부르면 잘 돌아보고, 눈짓이나 손짓으로 의사 표현을 하려고 하는 것은 단순히 말이 늦는 경우이다.

따라서 말만 늦는다고 해서 혹시 자폐가 아닐까 하고 지나치게 염려할 필요는 없다. 그러나 다른 사람에게 관심이 없고 사람에게 아무 반응이 없는 경우에는 자폐를 의심해야 한다.

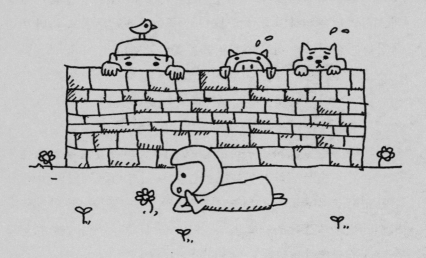

자폐증에 대한 잘못된 생각들

자폐증이란 병이 세상에 알려졌을 때, 왜 그런 병이 생기는지 많은 사람들이 의아하게 생각하였다. 케너는 처음 환자들을 대했을 때 그 원인이 부모의 잘못된 양육 방법에 있다고 보았다. 케너는 '냉장고 엄마', 즉 엄마가 냉장고처럼 차갑고 아이에게 정을 주지 않아 병이 생긴 것이라고 보았다. 하지만 이것은 사실이 아닌 것으로 밝혀졌다.

자폐증에 대한 최근의 연구에서는 자폐증을 선천적인 뇌 질환으로 본다. 따라서 부모의 잘못된 양육 태도로 자폐증이 생기는 것은 아니기 때문에 '자폐는 부모 사랑의 결핍으로 온다'는 생각은 잘못된 것이다.

또 자폐가 유전이 아닌가 하고 걱정하는 경우도 있다. 자폐증은 유전병이 아니기 때문에 자폐 아동의 부모는 동생을 가질 때 자폐아가 될까봐 걱정할 필요는 없을 것이다.

자폐증은 고칠 수 있는 병일까

자폐증의 치료 목표는 독립적인 삶을 살아가는 데 필요한 능력을 조금이라도 더 개발시키는 데 있다. 그러기 위해서는 정확한 조기 진단이 중요하고, 진단이 내려지면 특수교육기관에서 지속적인 조기 특수교육을 받아야 한다.

우리나라에는 아직도 자폐 아동에 대한 이해와 자폐 아동을 위한 교육기관이 부족한 실정이다. 자폐 아동은 다른 장애 아동에 비해서도 제대로 교육을 받지 못하고 있다. 자폐 아동의 치료에서 가장 중요한 것은 조기 발견과 아이 수준에 맞는 조기 교육임을 기억해야 한다.

자폐증 진단이 내려지면 특수교육기관에서 지속적인 특수교육을 받도록 해야 한다. 단번에 아이의 상태가 달라지는 것은 아니다. 부모와 교사는 인내심을 가지고 아이에 대한 사랑과 자폐에 대한 올바른 이해로 교육에 임해야 한다.

자폐 아동에게 가장 중요한 치료자는 부모이다. 실제로 자폐 아동의 부모들이 자녀를 집에서 더 잘 교육시키기 위해 특수교육을 공부하는 경우도 있다. 하지만 모든 자폐 아동의 부모가 특수교육사 자격증을 갖추어야 하는 것은 아니다. 집에서 아이와 함께 있는 시간에 부모가 아이의 수준에 맞은 적절한 교육적 자극을 주는 것이 중요하다.

집에서는 우선 부모가 아이에게 관심을 기울여야 한다. 자폐 아동은 다른 사람들과 의사소통하는 것이 가장 큰 문제이기 때문에 다른 사람에게 관심을 갖도록 유도하는 것이 중요하다. 간지럼을 태우거나 같이 뒹구는 놀이로 아이의 반응을 끌어내도록 한다. 자폐 아동은 혼자 잘 노는 것처럼 보이는데 이때도 부모가 참견을 하고 같이 노는 놀이를 더 좋아하도록 만들어야 한다. 혼자 놀이에 빠져 있는 것을 방치하면 자폐적인 성향만 더욱 커진다.

대소변을
못 가리는 아이

사람과 동물의 차이는 무엇일까? 여러 가지가 있겠지만 사람의 경우엔 자식이 잘 자라도록 부모가 많은 시간과 공을 들인다는 점일 것이다. 세상에 갓 태어난 아기처럼 무력하고 부모에게 의존적인 존재는 없다. 특히 아기를 돌보는 사람의 입장에서는 아기가 잘 먹고 잘 자고 대소변을 잘 보게 하는 것이 중요한 보살핌의 요소 중 하나다. 두 돌이 되어가는 아이가 발달과정상 해야 할 것이 대소변 가리기다.

대소변 훈련은 두 살부터

대소변을 가리려면 항문과 방광을 조절하는 신경근육계통이 어느 정도 성숙해야 하고 정서적으로도 훈련을 받아들일 수 있을 만큼 자라야 한다. 따라서 대소변 훈련을 시키는 시기는 두 살 정도가 적당하다. 그러나 아이의 입장에서는 대소변을 가리라는 요구를 받아들이고 새로운 기술을 습득하는 것이 무척 어려운 일이다. 그리고 아이는 자신이 배설물을 잘 조절하고 하지 못하는 것이 엄마를 기쁘게도 할 수 있고 화나게도 할 수 있다는 것을 알게 된다.

대소변 훈련 방법

아이가 돌이 지나고 말귀를 알아들으면 서서히 대소변 훈련을 준비한다. 아이가 대변을 보는 동안 "응가" 하고 자주 말해주어 나중에 아이가 스스로 "응가"라고 말할 수 있게 한다.

두 발이 바닥에 닿을 수 있는 유아용 변기에서 시작하는 것이 성인용 양변기보다 안정감이 있어 좋다. 아이는 배설물이 자기 몸의 일부분이라고 생각한다. 그러므로 아이가 변을 보고 나면 "예쁘게 잘도 했네" 하고 반응을 보여주어야 아이 입장에서 배설을 더 유쾌하고 기분 좋은 일로 여기게 될 것이다.

대소변 훈련은 성격 형성에 영향을 준다

대소변 훈련을 지나치게 엄격하게 시키면 결벽증적인 성격의 아이가 된다. 반대로 너무 내버려두면 무엇이든 자기 마음대로 하려는 아이로 자라게 된다. 따라서 아이의 성격과 발달 속도에 맞추어 융통성 있게 대소변 훈련을 시켜야 한다. 일단 대소변을 가릴 수 있게 된 뒤에도 심한 스트레스를 받거나 아프거나 하면 다시 못 가리게 되는 경우가 있다. 대부분은 일시적인 현상으로 크게 문제되지 않지만, 만 4세가 지나서도 대소변 가리기를 잘 못한다면 문제가 있는 것이므로 전문의와 상담을 해야 한다.

나이가 든다고 저절로 좋아지지는 않는다

예전에는 아이가 밤에 자다가 오줌을 싸 요를 적시면 키를 쓰고 이웃에 소금을 얻으러 다니게 하는 풍습이 있었다. 현대 의학적으로 보면 수치심을 자극해서 나쁜 버릇을 없애는 일종의 혐오요법이었던 셈이다. 이렇게 밤에 소변을 못 가리거나 팬티에 변을 묻히고 다니는 아이들이 드물지 않다. 심하면 하룻밤에도 몇 번씩 요를 적시고, 청소년이 되어서도 고쳐지지 않아 남몰래 고민하는 경우도 있다.

대소변을 못 가리는 이유

만 4세가 지나서도 대소변을 잘 가리지 못하는 이유는 방광이나 직장을 조절하는 근육발달이 미숙하기 때문이다. 아이가 일부러 그러는 것도 아니고 지능이 떨어져서도 아니므로 너무 야단쳐서는 안 된다.

그런데 멀쩡히 대소변을 잘 가리다가도 동생이 태어나거나 학교에 들어가거나 하면서 대소변을 못 가리는 경우도 있다. 이것은 일종의 퇴행으로 심리적인 이유가 크다. 이럴 때는 일시적으로 아기 노릇 하는 것을 허용하고 언니 노릇, 학생 노릇을 하도록 용기를 북돋아주는 것이 필요하다.

🐌 대소변 가리기가 늦는 아이 돕기

가정에서 도와줄 수 있는 방법 중 첫째는 저녁에는 수분섭취를 줄이는 것이다. 국이나 물을 적게 먹도록 하고 과일도 적게 먹도록 한다. 이때는 온 식구가 같이 덜 먹는 노력을 해야 한다. 둘째는 잠자리에 들기 전에 소변보는 버릇을 들이는 것이다. 야뇨증은 대개 밤 12시에서 새벽 2시 사이에 일어나므로 이때 살짝 깨워 화장실에 보내는 것도 좋은 방법이다.

병원에서는 방광과 직장의 근육을 조절해주는 약물치료를 해주는데 일시적으로 사용하면 효과가 크다. 행동치료로 실수하지 않은 날에는 달력에 스티커를 붙여 스티커가 10개 모이면 상을 주는 등의 방법도 효과가 있다.

정신적 스트레스가 대소변을 못 가리는 원인이 되기도 하지만 대소변을 못 가리기 때문에 생기는 심리적 문제는 더욱 심각하다. 친구들에게 '오줌싸개'라고 놀림을 당할까봐 두려워하고 방학 동안 캠프에도 가지 못해 사회생활에도 지장이 생긴다. '나는 똥오줌도 못 가리는 아이'라는 자책감으로 위축돼 기가 죽기도 한다. 따라서 건강하고 씩씩한 아이로 자라도록 초등학교에 입학하기 전에 반드시 대소변을 가리도록 해야 한다.

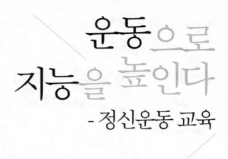

운동으로 지능을 높인다
- 정신운동 교육

'건강한 신체에 건전한 정신이 깃든다'는 말은 모든 사람이 수긍하는 말이다. 우리는 쉽게 정신과 몸을 분리해서 생각하지만 정신과 몸을 구분하기란 사실 불가능하다. 그리고 나이가 어릴수록 정신과 몸은 서로 깊은 영향을 주고받으며 발달한다.

학습장애 아동이나 정신지체 아동의 운동 능력은 다른 아이들에 비해 뒤떨어져 있다. 이들을 자세히 살펴보면 손가락 운동이나 리듬에 맞추어 걷기 같은 기본적이고 기초적인 몸짓을 수행하는 능력이 다른 아이들에 비해 많이 뒤떨어져 있는 것을 알 수 있다. 몸 움직임도 어딘지 모르게 어설프고, 보고 지시하는 대로 따라서 하는 운동 능력도 상당히 뒤떨어져 있다.

이렇게 뒤떨어진 운동 능력을 키움으로써 학습에 도움이 되게 하는 것이 정신운동 교육의 원리이다. 보통 아이들은 주위의 특별한 배려 없이도 자연스럽게 습득하는 것들을, 학습문제가 있는 아이들이나 지능이 떨어지는 아이들은 주위에서 습득하도록 도와줌으로써 학습과 지능개발을 돕는 것이다.

운동을 통해 아이의 언어와 지능을 발달시키고 학습에도 도움이 될 수 있다는 생각은 20세기 초 프랑스의 정신과 의사인 뒤프레 E.dupré 에 의해 처음으로 소개되었다. 그후 아동의 인지발달을 위한 신체적인 움직임의 중요성이 강조되어왔고, 언어장애나 학습장애 아동의 치료를 위한 정신운동을 응용한 교육이 실시되고 있다.

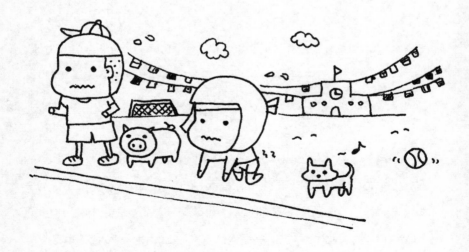

지능과 학습에 중요한 영향을 미치는 뇌신경발달은 생후 3년 내에 거의 다 이루어진다. 따라서 정신운동 교육도 문제 아동의 조기발견과 함께 생후 3년 내에 시작할 수 있다면 더욱 효과적일 것이다. 조산아나 미숙아를 대상으로 한 연구에 의하면, 인큐베이터에 있을 때 규칙적으로 무릎을 구부려주는 다리운동을 받은 아이들과 아무런 운동도 받지 않은 아이들을 비교해볼 때, 수동적이긴 하지만 운동을 받은 아이들이 자라서 신체발달뿐 아니라 인지나 학습발달도 훨씬 더 좋았다고 한다.

이런 사실은 어릴수록 뇌발달과 신체의 움직임이 관계가 깊다는 중요한 사실을 말하고 있다. 정상적인 아동은 부모나 어른들이 움직여주지 않아도 스스로 몸을 움직여 자연스럽게 자신의 뇌를 자극시킨다. 하지만 지체나 학습장애아처럼 유아기 때는 장애를 발견하기 어려운 아이들은 이런 움직임이 다른 아이들에 비해 부족하다. 따라서 유아기 때 아이의 신체를 자극시키는 것은 아기의 지능발달을 위해 여러 가지로 도움이 된다.

미국에서는 정신운동 요법으로 환자들의 정서적인 문제나 성격문제까지도 치료하고 있다. 마음이 달라져야 표정이나 태도가 달라진다고 생각하는 일반인들의 생각과 달리, 표정이나 태도를 먼저 바꾸면 마음가짐도 달라진다는 것이 그들의 주장이다. 그래서 역할극을 할 때 적극적이며 밝고 건강한 역할을 직접 하게 함으로써 마음가짐도 변화하게 한다는 것이다. 웃음이나 밝은 생각은 몸에도 영향을 주어서 새로운 감정과 몸의 감각을 느끼게 하고, 이런 새롭고 긍정적인 체험을 통해 자신과 세상에 대해 긍정적으로 변화하는 것이다.

아이의 경우도 많이 웃고 긍정적인 감정을 스스로 체험하게 하면 이런 몸의 메시지를 정신도 받아들이고 변화한다. 따라서 내 아이가 장차 공부 잘하는 아이가 되기를 원한다면 항상 즐겁고 긍정적인 아이로 자라나게 해야 할 것이다.

0~3세에 꼭 필요한
부모와 함께하는
놀이

초기 영유아에게 가장 필요한 것은 충분한 영양공급과 자극

초기 영유아 시기의 아기에게는 충분히 보호받는 환경에서 영양공급이 잘 되도록 하는 것이 신체발달과 뇌발달을 위해 가장 중요하다. 그러나 이에 못지않게 중요한 것이 엄마에게 애정이 담긴 자극을 받는 것이다.

1945년 정신과 의사인 스피츠^{R. Spitz}는 아기도 우울증에 걸릴 수 있다는 논문을 발표하여 당시 소아과학회에 충격을 주었다. 스피츠는 부모에게 적절한 자극을 받지 못하고 자란 아기들은 모든 일에 반응이 없고 우울하며 신체발달과 언어발달을 포함하여 모든 발달이 늦다는 것을 생생하게 보여주었다.

애착이란 엄마와 아이 사이에 끈끈한 정을 통해 생기는 유대관계이다. 이런 기본적인 애정관계를 통해 사람에 대해 신뢰를 가지게 된다. 이런 애착형성이 제대로 되지 못할 경우, 아이는 자라서 다른 사람을 불신하게 되고 사회생활을 제대로 할 수 있는 기초도 마련되지 않는다. 엄마가 우울하거나 다른 일에 신경을 쓰느라 아이의 양육에 제대로 신경을 쓰지 못하거나, 아이를 돌보는 사람이 너무 자주 바뀌는 경우가 불안정한 애착을 만드는 원인이 된다.

건강한 애착형성은 아이와 하루 종일 같이 있다고 해서 만들어지는 것이 아니다. 짧은 시간 30분 이상 이라도 매일 아이와 함께 놀아주고 나이에 맞는 자극을 주는 것이 중요하다. 자주 안아주고 뺨을 비비는 등 스킨십을 매일 하는 것도 중요하다.

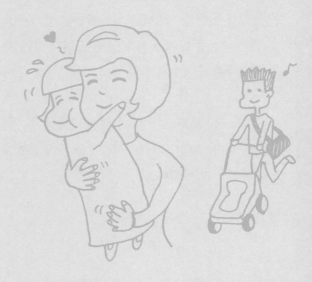

♥ 집에서 할 수 있는 애착형성에 좋은 놀이 ♥

♥6~12개월

❶ **엄마 아빠 몸 위에 오르기**: 이 시기는 대근육발달이 활발해지는 시기로 신체발달자극을 주는 애착놀이가 좋다. 기어 다니며 모든 것에 호기심을 보이는 시기이므로 아기가 엄마 아빠의 몸 위에 올라오도록 하고 엄마 아빠의 몸을 마음껏 만지도록 유도한다.

❷ **공 굴려주기, 장난감 만지는 놀이**: 이 시기는 촉감발달을 시키는 놀이를 통해 감각발달을 자극시키는 것이 중요하다. 여러 재질로 된 장난감을 만지게 하고 공을 굴려서 아기 몸에 닿게 해서 아기가 감촉을 느끼도록 한다.

❸ **아기 배에 뽀뽀하기**: 아기 배에 바람을 불거나 배에 뽀뽀하는 놀이를 한다. 이런 놀이는 스킨십을 통해 즐겁고 안정된 애정을 느끼게 하는 놀이이다.

♥12~18개월

❶ 간지럼 태우기: 간지럼 태우기 놀이는 아기의 신체감각을 자극시킬 뿐 아니라 감각적 재미를 느끼게 하는 훌륭한 모아애착놀이이다.

❷ 까꿍 놀이: 이 시기의 아기들이 가장 좋아하고 잘하는 놀이이다. 까꿍 놀이를 통해 엄마가 항상 곁에 있다는 확신을 줄 수 있다. 또 당장 눈에 보이지 않으면 그 사물이 없다고 생각하는 아기의 인지를 한 단계 높일 수 있는 놀이이다.

❸ 이불 놀이: 이불을 크게 펼쳐놓고 아기가 그 안으로 들어가 앉게 하는 놀이이다. 아기가 이불 한가운데 앉으면 이불 모서리를 쥐고 당기거나 엄마 아빠가 이불을 흔들어준다. 이 놀이 역시 신체자극을 통해 감각을 발달시키고 재미와 흥미를 유발해 모아애착을 증진시키는 좋은 놀이이다.

♥18~28개월

❶ 발바닥 문지르기, 로션 바르기 놀이: 신체접촉과 감각자극을 시키는 놀이로 발바닥을 간질이면서 재미있는 시간을 함께 나눈다.

❷ 손발 그리기 놀이: 2세 정도가 되면 아기들은 자신의 신체를 탐색하고 호기심을 나타낸다. 커다란 종이에 아기의 손이나 발을 대고 그대로 그려서 자신의 신체를 탐색하는 시간을 갖도록 하고, 엄마 손도 아기와 함께 그리게 하여 자신감을 갖도록 한다.

❸ 거울 보며 얼굴 표정 만들기 놀이: 거울을 보며 엄마와 함께 여러 가지 동작과 표정을 꾸미며 보여주고, 얼굴 등 신체 부위의 이름을 지적하는 놀이를 한다. 이 놀이 역시 신체탐색에 도움이 되고 감정표현과 감정읽기에 도움이 된다.

♥ 연령별로 필요한 장난감과 놀이 ♥

1개월	장난감	모빌, 딸랑이
	놀이	자장가 불러주기, 말걸기, 만져주기
2개월	장난감	손목 발목 딸랑이, 오뚝이 딸랑이
	놀이	업어주기, 아기 체조, 딸랑이와 오뚝이 놀이
3개월	장난감	손놀이개, 색상카드, 침대걸이 완구
	놀이	색상 놀이, 음악감상, 쥐기 놀이
4개월	장난감	치아발육기
	놀이	이유식하기, 숨바꼭질, 촉각 놀이, 까꿍 놀이
5개월	장난감	소프트완구
	놀이	만지기, 간지럼 태우기
6개월	장난감	소리인형
	놀이	말태우기, 목마타기, 표정 놀이
7개월	장난감	촉각 놀이, 소프트볼
	놀이	숨기기 놀이, 목마 놀이, 두드리기
8개월	장난감	나무블록, 거울
	놀이	블록 쌓기(2개), 기어가서 물건 잡기, 빠이빠이
9개월	장난감	목욕용 장난감, 북, 통, 인체 이름 그림책
	놀이	숨긴 물건 찾기, 눈코입 놀이, 옹알이 놀이, 음악 감상
10개월	장난감	동요 테이프, 나팔, 자동차, 미는 장난감
	놀이	물놀이, 모래 놀이, 북치기, 피아노 치기, 양손으로 마시기, 도리도리, 잼잼, 짝짝꿍, 까꿍 놀이
11개월	장난감	피리, 소꿉
	놀이	숨바꼭질, 악기 연주, 걸음마 놀이
12~18개월	장난감	도화지, 크레용, 동물완구, 그림카드, 글자카드
	놀이	춤추기, 끈 끌고 다니기, 그리기, 뜀뛰기
18~24개월	장난감	색연필, 색칠 놀이, 링, 전화기, 낱말카드, 색종이, 인형
	놀이	공 따라가기, 노래하기, 색종이 접기, 흉내내기, 전화 놀이, 낙서, 그림 알아맞추기
24~36개월	장난감	그림책, 찰흙, 가위, 풀, 소꿉
	놀이	병원 놀이, 인형 놀이, 소꿉놀이, 숫자 놀이, 자전거 타기, 공놀이

　버지니아 액슬린Virginia Axline은 비지시적 놀이치료를 제창한 미국의 소아정신과 의사이다. 비지시적 놀이치료에서는 아이들은 자기 스스로 생각하고 결정할 수 있는 능력이 있다고 인정하며, 그런 아이의 능력을 존중하는 태도를 취한다. 그리고 놀이를 통해 아이가 자연스럽게 자랄 수 있다고 보고, 아이가 스스로 치유하는 힘이 자라도록 돕는 것이 놀이치료라고 했다. 그녀가 쓴 『딥스』는 다른 여러 병원에서 자폐증으로 진단받았으나 놀이치료를 통해 천재임이 밝혀진 한 소년의 치료 과정을 상세히 보여주는 이야기로 당시에 베스트셀러가 되기도 했다.

　『딥스』의 주인공의 부모는 모두 고학력의 과학자들이었는데 아이를 어떻게 기를지 몰라 어린 시절부터 넘쳐나는 장난감과 책 속에서 아이를 길렀다. 하지만 정작 아이와 놀아주지는 못했고, 지능발달에 좋다고 생각하는 장난감과 책 속에서 늘 아이가 혼자 놀게 내버려두었던 것이다. 자기 방에 있는 장난감이나 책하고만 놀고 대화하며 자란 소년은 점차 사람에게 관심이 없어졌다. 이 소년은 소아정신과 의사와의 놀이치료를 통해 자폐증이 아닌 것이 밝혀졌지만, 아이가 같이 놀아주는 사람 없이 혼자 장난감 속에서 자라는 것이 얼마나 위험한가를 보여주는 좋은 예이다.

　아이들은 장난감이 없으면 주변의 어떤 사물이든 장난감으로 변화시킬 수 있는 창의적인 능력이 있다. 그렇게 자연 속에서 스스로 만든 장난감으로 친구들과 함께 노는 놀이를 통해 아이들은 건강하게 자라는 것이다. 값비싼 장난감보다 모래나 흙, 나뭇조각이나 돌멩이가 아이의 상상력과 창의력을 길러주는 더 훌륭한 장난감이 될 수 있다. 그리고 무엇보다 아이에게 필요한 장난감은 사랑과 즐거움을 나누며 놀이 시간을 함께하는 부모의 관심과 사랑일 것이다.

02

3~6세
아이 키우기

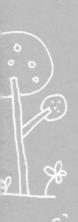

외톨이 아이 ♥ 이기적인 아이 ♥ 외둥이를 기를 때 주의할 점 ♥ 어린이 우울증 ♥ 남 앞에서는 말을 못하는 아이-함구증 ♥ 어린이 자위행위 ♥ 어린이 성교육 어떻게 해야 하나 ♥ 어린이 수면장애 ♥ 과잉보호하면 생길 수 있는 문제들 ♥3~6세에 꼭 필요한 부모와 함께하는 놀이

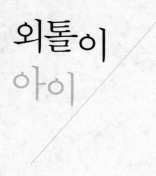

외톨이
아이

아이가 유아원이나 유치원에 다니기 시작하면 조금씩 변화가 일어난다. 이전에는 집에서 부모와의 관계가 중요했지만 이때부터는 부모를 떠나 넓은 세상에서 친구들과 협동하고 규칙을 지키기 위해 스스로 통제하는 것을 배워야 한다. 또한 읽기, 쓰기, 셈하기 같은 추상적인 학습에 집중할 수 있어야 한다. 아이가 세 살이 되면 자신의 욕구와 본능을 조절하는 것을 배우고, 집 밖 사회의 행동규칙을 이해하고 사람들과 더불어 사는 기술을 익혀야 한다.

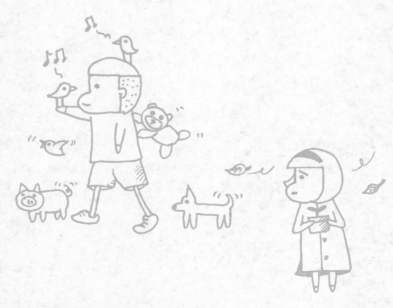

🐾 친구가 적은 아이

모든 연령을 통해서 친구 사귀기가 중요하지만 특히 3~6세 아이에게는 친구들과 어울리는 것은 무척 중요한 일이다. 아이가 친구들과 잘 어울리지 못해 외톨이가 되는 이유는 여러 가지이다. 이웃에 같은 나이 또래 친구가 없거나, 건강이 나쁘거나 신체적인 장애가 있어서 놀이에 낄 수가 없어도 외톨이가 될 수 있다. 친구들 사이에 특별한 아이로 취급되어 따돌림을 당하는 경우도 있다. 기질상 혼자 있는 것을 좋아하고 또래와의 놀이에 적극적으로 어울리지 못하는 아이도 있고, 유치원 선생님의 자녀이거나 해서 친구들 사이에 별다른 취급을 받고 친구를 사귈 수 없는 경우도 있다. 내 아이가 외톨이라면 먼저 이유가 무엇인지 알아보는 것이 중요하다.

🐾 외톨이 아이

유경이는 친구들과 잘 어울리지 못하고 항상 말없이 혼자 지내는 편이다. 얼굴 표정이 시무룩하고 자기 표현도 잘하지 못한다. 유경이는 친구를 잘 사귀지 못하는 것이 문제라며 유치원 선생님의 권유로 병원을 찾게 되었다. 유경이의 경우 피부병으로 얼굴에 딱지가 생기자 친구들이 "피부암이다", "전염병이다" 하고 놀리면서 외톨이가 되었다고 한다. 건강이 나쁘고 신체적으로 유별난 점이 있으면 유경이처럼 외톨이가 될 수 있다.

친구들과 다르게 옷을 입고 유별난 행동을 해서 친구들 사이에 '왕따'를 당하는 아이도 있다. 아이 성격이 내성적이어서 혼자 있는 것을 좋아하고 책을 읽거나 만들기를 즐기는 아이도 있다. 이런 경우엔 지나치게 사교성을 강조하는 것보다는 아이의 개성을 존중해주는 것이 좋다. 하지만 혼자서 하는 일도 없으면서 다른 사람과 접촉하지 않으려 하는 경우, 친구가 없어서 불평불만이 큰데도 친구를 사귈 수 없는 경우, 꼭 필요한 경우에도 또래와 어울리지 못하고 고립되어 지내는 경우에는 소아정신과 상담이 필요하다.

🐝 집에서 도와주는 방법

어른이 되어 주의 사람들과 얼마나 잘 지낼 수 있는가는 어린 시절 친구들과 어떻게 지냈는가에 따라 크게 영향을 받는다. 부모 자신이 이웃 사람들에게 만족하지 못하고 자신들은 이웃 사람들과 다르다고 생각한다면 자녀들이 친구들을 사귀는 데 방해가 된다. 자녀가 친구를 데리고 오면 부모는 친절하게 우호적으로 대해주고 친구를 자주 초대하게 하여 내 아이가 그룹에 낄 수 있는 기회를 많이 만들어주어야 한다. 유치원이 끝난 후에는 지나친 과외는 피하고 스스로 무엇을 하고 놀 것인지 결정하게 해서 친구와 어울릴 수 있는 시간을 가지게 한다. 용돈을 줄 때에도 집안의 경제사정뿐 아니라 친구들의 용돈 수준에 맞추어서 주어야 한다.

유아원이나 유치원에서 도와주는 방법

친구와 잘 어울리지 못하는 경우엔 선생님의 도움이 필요하다. 선생님의 도움으로 잘할 수 있는 것을 친구들 앞에서 보여주도록 해서 친구들에게 인정받는 경험을 하게 한다. 또 선생님 일을 돕게 해서 친구들 앞에서 칭찬을 받는 것도 좋다. 인기 있는 친구 옆에 앉게 하는 것도 좋은 방법이다. 공부를 잘하지 못해서 놀림감이 되면 잘할 수 있는 다른 것을 친구들에게 보여줄 수 있는 기회를 만들어주도록 한다.

자녀의 사회성을 높이는 방법

첫째, 어릴 때부터 또래와 어울릴 수 있는 기회를 많이 만들어줘야 한다. 둘째, 어릴 때부터 독립적으로 자랄 수 있는 자유를 허용해야 한다. 셋째, 유아원이나 유치원 환경과 집의 환경이 크게 다르지 않아야 한다. 넷째, 부모가 이웃이 사는 방식이 마음에 들지 않더라도 가능한 이웃의 보통 친구들과 같은 복장을 하게 하고 놀이와 용돈주기도 비슷한 수준으로 해서 친구들과 잘 어울리게 해야 한다.

이기적인
아이

🐝 이기적인 아이가 많아지고 있다

가족이 핵가족화되고 맞벌이 부부가 증가하고 외딸이나 외아들이 많아지면서 이기적인 아이도 많아지는 추세이다. 아이들은 태어날 때부터 사회적인 관계를 통해 사람과 어울리는 것을 배운다. 그리고 자라면서 또래 친구들과 어울리는 기회가 많아지면서 자신의 이기적인 욕구를 조절하는 것을 배운다. 부모와 함께 보내는 시간이 적거나 외둥이로 태어나 형제간의 상호작용을 할 수 있는 기회가 없을 경우에는 이런 이기적인 욕구를 조절할 수 있는 기회가 없어진다.

왜 이기적인 아이가 되는가

가정에서 진정한 사랑과 보살핌을 받은 아이는 사회생활을 하면서 친구들과의 관계에서 자신의 욕구를 참을 수 있는 성향이 높다. 반면에 가정에서 무관심하게 자랐거나 정신적으로나 신체적으로 학대를 받은 아이는 밖에서 다른 사람의 관심을 받으려고 하고 또 자신의 욕구를 만족시키기 위해 인간관계를 맺는 경향이 있다. 따라서 가정에서 풍족한 사랑을 받지 못한 아이가 밖에서 더 이기적인 태도를 보인다.

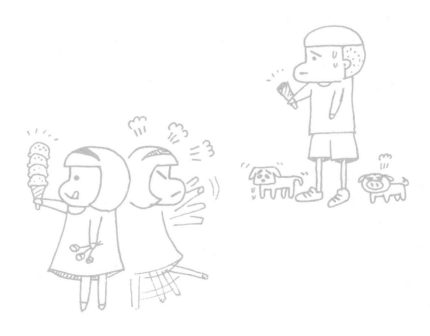

🐾 이기적인 아이의 성격특성

이기적인 아이는 자라서 여러 가지 성격특성을 가질 수 있다. 이기적인 성향의 아이라도 최고가 되고 싶어 하는 아이는 자라서 사회적으로 성공할 가능성도 있다. 반면 다른 사람의 느낌이나 욕구를 이해하지 못하는 경우에는 거짓말을 하거나 남의 물건을 훔치거나 하는 비행행동을 보인다. 이런 특성을 보이는 아이는 법을 무시하는 성인으로 자랄 수도 있다.

🐾 이기적인 아이를 도와주는 방법

외아들이나 외딸의 경우에는 부모가 과잉보호하여 집에서 이기적인 행동을 부추기고 친구들 간에 소외되는 행동을 하게 만든다. 따라서 외아들이나 외딸의 경우에는 부모가 필요 이상의 관심과 간섭을 피하고, 아이 스스로 사람들과 사귀는 방법을 깨닫게 해야 한다. 3세가 되면 또래 친구와 노는 경험이 꼭 필요하다. 그리고 이때 아이가 친구를 사귀는 것은 성격형성에 큰 영향을 미치기 때문에 부모가 친구 사귀기를 돕는 것이 중요하다. 부모는 생일파티를 열어준다든지 해서 친구 사귀기를 적극적으로 도와야 한다. 이외에도 사회성을 높이는 활동, 즉 보이 스카우트나 과외활동, 종교모임이나 방학캠프에 참여하게 하는 것도 좋을 것이다.

외둥이를 기를 때 주의할 점

🐾 외둥이는 버릇이 없다

외둥이는 대개 버릇이 없다고 하는데 이것은 부모가 버릇없이 기르는 경우가 많아서이다. 첫아이인 경우도 마찬가지이다. 첫아이인 경우에 부모가 아이를 길러본 경험이 없고 또 부모로서 자신감이 떨어지기 때문에 자녀양육에 불안감을 가지게 된다. 부모는 자신의 모든 희망을 첫아이에게 투사하는 경우가 많으며, 아이의 안전과 행복이 부모에게 전적으로 책임이 있다는 생각으로 불안해한다. 이런 이유로 외둥이나 첫아이를 버릇없이 기르게 된다.

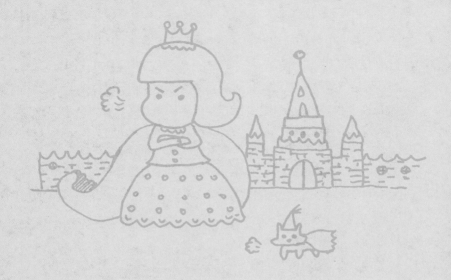

아이를 버릇없이 기르게 되는 경우

첫아이나 외둥이라고 해서 모든 부모가 다 버릇없이 기르는 것은 아니다. 하지만 결혼 후 아이가 생기지 않아 오랫동안 기다린 후에 아이를 갖거나 다시 아기를 갖기 어려운 경우에 아이를 버릇없이 기를 수 있다.

부모가 자신감이 부족하거나 자신의 인생에 대해 만족감이 떨어지는 경우, 자식이 자신보다 더 크게 성공할 것이라고 믿고 아이의 노예가 되는 수도 있다. 아이가 원하는 것을 들어주지 않는 것을 부끄럽게 여기고 아이가 원하는 것을 무엇이든 해주는 부모도 있다. 아이가 울거나 떼를 쓰면 심하게 화를 내고는 이에 대한 보상심리로 아이를 버릇없이 만들 수도 있다. 부모가 교육학이나 심리학을 전공한 경우 아이에게 무조건적으로 잘해야 한다고 생각하는 부모도 있다. 또한 입양아 가정인 경우에도 부모가 희생적으로 아이에게 잘해야 한다고 생각할 수 있다.

과잉보호는 아이에게 두려움을 준다

부모가 자신의 모든 행복과 이기적인 권리를 포기하고 자식을 위해 희생하고 아이가 원하는 것은 다 들어준다는 행동은 바람직하지 않다. 왜냐하면 아이들은 본인을 위해서 무엇이 좋은지 모르고 또 결정할 수 없기 때문이다. 아이들이 부모에게 원하는 것은 확실한 태도와 지시이며, 이 확고함이 아이를 편하게 해준다는 것을 부모들은 알아야 한다.

외둥이에게 필요한 사교적 경험

보통 부모들은 둘째가 훨씬 키우기 쉽고 사교적이라고 생각한다. 하지만 사교성이 필요한 것은 첫아이이다. 외둥이나 첫아이가 사교적이지 못한 것은 부모가 필요 이상으로 간섭하고 관심을 가져서 아이가 스스로 흥미를 가지고 참여할 수 있는 기회가 적기 때문이다. 외둥이인 경우 세상이 부모처럼 해준다는 생각으로 스스로 대인 관계를 깨치지 못하게 된다. 따라서 우호적이고 사교적이면서 스스로를 통제할 수 있으려면 아이에게 친구를 사귀는 사교적인 경험이 필요하다.

3세가 되면 친구와 노는 경험이 필요하다

만 3세가 된 아이에게 가장 중요한 것은 또래와 어울려 노는 집단경험이다. 3세가 되어야 친구들과 같이 노는 것이 즐겁다는 것을 느끼고 그룹의 규칙을 이해할 수 있어 그룹 내에서 친구들과 함께 지내는 방법을 배우게 된다. 3세 아이는 친구들과 함께 넓은 장소에서 뛰어놀고 소리 지르고 블록이나 상자로 만들기 놀이를 하고 장난감 인형으로 역할놀이를 하면서 사회성을 키운다.

어린이 우울증

🐣 어린이 우울증은 어른과 다르게 나타난다

아이들에게도 우울증이 생길 수 있을까? 물론 있다. 하지만 어른들처럼 "아, 우울해. 살맛 나지 않는데 차라리 죽고 싶어"라고 말하지는 않는다. 대신 배가 아프다고 하면서 밥을 잘 먹지 않는 등의 신체적 통증을 호소한다. 기운이 없어 보이기도 한다. 또 작은 일에도 짜증을 부리거나 쉽게 울고 잘 자지 못하는 모습을 보인다.

아이들은 감정을 말로 표현하는 것이 서툴고 언어·인지 및 도덕성 발달이 미숙해서 어른 우울증과는 다른 양상으로 나타난다. 따라서 어린이 우울증은 알아차리기 어려운 경우가 많다. 가장 특이한 점은 이전에 즐기고 좋아하던 활동에 흥미를 잃어버리는 것이다.

영아에게도 우울증이 생길 수 있다

갑자기 엄마와 헤어지게 된 한 살 된 아기가 잘 먹지도 않고 멍하게 있다가 면역 기능이 떨어져 쉽게 병들고, 심지어는 피부 감염증으로 죽기까지 하는 모습이 보고된 적이 있다. 이것은 한살박이 아기에게도 우울증이 생길 수 있다는 사실을 보여준 사례이다.

어린이 우울증은 왜 생길까

우울증은 왜 생기는 것일까? 우리는 평생을 살면서 끝없는 좌절과 이별을 경험한다. 이런 상실과 실망에 대한 당연한 반응으로 우울한 것은 병이라고 할 수 없다. 하지만 이런 우울감을 조절하지 못하고 현실에 적응하지 못하면 우울증이 된다고 보아야 한다.

특히 어린이 우울증은 소중한 무엇을 잃었을 때 생긴다. 사랑하는 애완동물이 죽거나 친한 친구가 전학을 간 것 등, 어른들에게는 대수롭지 않은 일도 아이들에게는 우울증을 일으키는 원인이 된다. 가족 중에 우울한 사람이 있을 때, 특히 엄마가 우울해지면 아이들이 전염이라도 된 듯이 우울증에 빠지기도 한다. 우울증은 유전적 소인도 있기 때문에 가족 중 우울증 환자가 있다면 특히 주의해야 한다.

죽음에 이르는 병–우울증에 대한 대책은

수만 명의 아이들과 전체 청소년의 5%가 우울증을 가지고 있다. 쉽

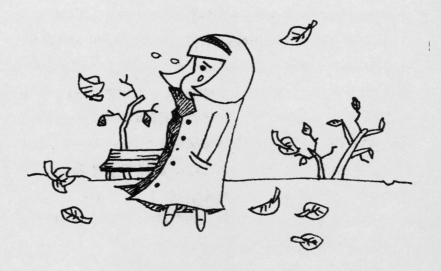

게 산만해지고 집중을 못하는 아이들도 우울증인 경우가 많다. 그러나 많은 경우에 그 사실을 알지 못해 치료를 받지 못하고 있다.

우울증이란 '힘을 내고', '정신을 차리면' 되는 것이 아니다. 죽음에 이를 수도 있는 하나의 질병이다. 십대 청소년의 자살은 다른 세대보다 세 배 이상 많이 일어난다. 우울증은 치료를 통해서만 벗어날 수 있다. 집에서는 아이에게 아이의 능력 이상으로 기대하거나 아이를 비난하지 않도록 조심해야 한다.

남 앞에서는
말을 못하는 아이
- 함구증

🐾 말을 잘하지만 남 앞에서는 안 하는 아이

다섯 살인 영이는 지나치게 수줍어하고 유치원에 가서는 말을 하지 않는다고 한다. 병원에 와서도 엄마와 떨어지기 어려워하고, 엄마에게는 떼쓰고 소리를 지르다가도 낯선 사람 앞에서는 입을 다물어버린다.

이렇게 집 안에서는 명랑하게 말을 잘하다가도 낯선 사람 앞에서는 입을 꼭 다물어버리는 아이들이 있다. 부모는 처음엔 아이가 낯을 가리거나 수줍어서 그렇겠지 하다가, 학교에 들어가서도 말을 하지 않으면 아이를 병원에 데려오게 된다.

🐾 어린이 함구증이란

이런 경우 의학적으로는 아이가 사람을 가려서 입을 다문다는 뜻의 '선택적 함구증'이란 진단을 내린다. 말을 할 수 있는데도 어떤 특정한

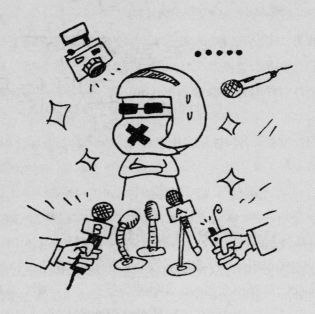

상황에서 말하기를 지속적으로 거부하고, 이로 인해서 학습과 사회적 의사소통에 방해가 되면 진단을 내린다.

소심하고 수줍어하며 새로운 것에 대한 두려움이 많고, 한편으론 고집이 세고 화를 잘 내는 것이 함구증 어린이의 중요한 성격특성이다. 병의 원인이 무엇인지 아직까지 정확히 밝혀진 것은 없지만, 최근에는 불안을 일으키는 생물학적 원인이 강조되어 불안장애의 일종으로 보고 있다.

♨ 함구증의 치료

함구증 치료에는 말하는 것에 대한 두려움을 감소시키는 약물치료가 좋은 효과를 보인다. 약물치료를 하면 불안이 감소되고 학교 같은 공공장소에서 말수가 늘어난다.

놀이를 통해 치료자와 가까운 관계를 만들어가는 놀이 치료도 할 수 있다. 함구증인 아이들은 말은 잘하지 못하지만 그림 그리기나 춤추기, 악기 다루기 등을 통해서 자기를 잘 표현하는 아이들이 많다. 따라서 예술 치료도 권할 만하다.

자기표현과 자기주장이 강조되는 시대에 함구증을 가지고 있으면 자신감을 잃고, 자라서도 사회 공포증을 보이기 쉽다. 사회 공포증이 있으면 입시나 취직 등의 면접시험에서 자기 실력을 제대로 발휘할 수 없을 것이다. 따라서 지나치게 수줍음이 많고 다른 사람 앞에서 말을 잘하지 못하는 아이에 대한 예방적인 배려가 필요하다.

어린이
자위행위

아이가 자위행위를 할 때

경이는 심심하거나 엄마에게 야단맞은 후, 또는 잠자리에 들 때 자위행위를 하는 기색을 보인다. 뾰족한 모서리에 성기를 문지르고, 혼자 방에 있다가 상기된 얼굴로 나온다. 엄마가 당황스럽고 걱정이 돼 야단도 치고 벌도 주었지만 나아지는 것 같지가 않다.

아이들이 자위행위를 하는 기미가 보일 때 부모가 놀라고 걱정하는 것은 아이들의 이런 행위가 어른들과 같은 성적 의미가 있는 것이라고 생각하기 때문이다. 그러나 아이들의 자위행위는 성 호르몬이 작용하는 사춘기 이후의 성행위와는 다르다.

자위행위는 2~3세에도 나타난다. 돌이 지난 아기의 자위행위도 보고된 사례가 있다. 우연히 성기가 자극되어 쾌감을 경험한 아기들은 손가락을 빨듯이 성기 자극 놀이를 반복한다. 그러나 내버려두면 흥미를 잃고 중단한다. 그러므로 유아의 자위행위는 자신의 신체를 발견하고 탐색하는 시도로 보아야 한다.

5~6세가 되면 남녀의 신체 차이에 호기심을 보인다. 남자 아이가 여자 친구의 치마를 들춰보거나 자기의 '고추'를 만지고 놀기도 하는 것은 이 때문이다. 이 경우 부모나 어른들이 "자꾸 만지면 고추 떨어진다" 같은 말을 하면 아이가 불안감을 느끼게 된다. 그보다는 "그런 놀이는 남이 보지 않는 곳에서 하는 것이 좋다"고 말해주는 것이 아이가 자라서 성에 대한 필요 없는 불안이나 죄책감을 느끼지 않게 하는 것이다.

아이가 지나치게 자위행위에 몰두한다면 심리적인 문제가 있는 것이다. 아이가 스스로 외롭다고 느끼거나 걱정과 긴장되는 일이 있는데, 이를 해결할 다른 방법이 없을 때 자위행위로 자기를 위로하려고 할 수 있다. 따라서 아이가 자위행위를 하는 기색이 보일 때 협박하거나 벌을 주는 것은 피해야 한다. 그것보다는 충분한 관심과 애정을 보이면서 아이의 주의를 다른 데로 돌리고 신체의 여러 부분을 접촉하면서 놀 수 있는 놀이를 권장해야 한다.

걱정스러운 얼굴의 부모와 함께 진료실에 들어온 영이는 아직 말은 잘하지 못하지만 말귀도 잘 알아듣고 자기주장도 강한 두 살짜리 여자 아이였다. 영이는 아빠가 출근하고 난 후 엄마와 둘이만 있는 동안 하루 종일 자위행위를 하고 논다고 했다. 보기에도 민망할 정도로 열중하고 아무리 관심을 다른 데로 돌리려고 해도 소용이 없다고 했다.

면담을 해보니 영이 엄마는 시골 출신으로 주변에 가까운 친척이나 친구가 없어 외롭고 우울한 상태였다. 엄마가 영리한 아이의 요구에 맞춰 열심히 놀아줄 수가 없어 생긴 문제였다. 부모의 정서적인 문제로 아이와의 상호 작용에 문제가 발생했고 이것이 자위행위로 나타난 경우였다. 영이는 모자간 상호 작용 기술을 훈련시키는 '모아 놀이 치료'를 통해 성공적으로 치료되었다.

아이의 자위행위는 해가 될까

얼마 전까지는 아이가 자위행위를 하는 것이 아이에게 나쁜 영향을 미친다고 여겨졌다. 그러나 아이 스스로 자위행위에 대해서 지나친 죄책감을 갖는 것 이외에는 실제로 큰 해가 없다는 것이 밝혀졌다. 아이에게 자위행위는 정상적인 행동이며 자신의 신체와 남녀 성별의 차이를 알게 되는 방법이기도 하다. 또한 자위행위는 두려움과 걱정을 가지고 있는 경우에 긴장을 해소하려는 의도로 시도되기도 한다.

나이에 따른 자위행위의 의미

유아 : 유아기의 자위행위는 손가락, 발가락을 스스로 발견하는 것과 같

이 우연히 성기를 스칠 때 쾌감을 느끼고 성기 자극을 반복하는 것이다. 이로써 아이는 신체의 일부분인 성기를 발견한다. 즉, 유아기의 자위행위는 신체의 부위를 탐색하는 시도이다.

유치원 아동 : 5~6세의 학령 전기에는 남녀의 외부 성기의 차이에 대해서 알게 되고 이에 대해 호기심을 가지게 된다. 따라서 자연적인 호기심으로 자위행위를 하는 경우가 많다. 특히 남자 아이의 경우에는 성기에 무슨 일이 일어나지 않을까 하는 두려움, 즉 거세 공포증이 지나친 자위행위를 하게 하는 가장 큰 이유이다. 거세 공포증이란 남자 아이가 자신의 성기가 여자와 차이가 있다는 것을 알고, 자라면서 자신도 여자처럼 성기가 없어질까봐 느끼는 두려움이다. 거세 공포증은 발달적으로 모든 남자 아이에게서 일시적으로 나타나는 것이다. 성기를 가지고 장난하는 것에 대해서 지나치게 야단을 치거나 나쁘다고 하면 거세 공포증이 더 심해진다. 유치원 아동이 자위행위를 보일 때는 남녀 성기 차이에 대해서 충분히 설명해주고, 남자 아이에게는 성기가 제거되어 여자 아이처럼 되지 않는다고 안심시켜주어야 한다.

초등학생 : 단순히 쾌감을 느끼는 경우와 불안을 다루기 위한 방법의 하나로 자위행위를 선택하는 경우가 있다. 자위행위는 모든 아이에게 두려움과 걱정을 덜어주고 편안한 느낌을 주기 때문이다. 하지만 이 연령까지는 자위행위가 진정으로 성적인 의미를 가지는 것은 아니다.

청소년 : 사춘기는 생리적·심리적으로 큰 변화가 시작되고 이성에 대한

성적 호기심이 시작되는 시기이다. 몽정이 시작되고 자위행위도 증가한다. 하지만 성적 흥미가 있다 해도 청소년기의 지나친 자위행위는 긴장과 불안을 해소하기 위한 하나의 방법이라고 보아야 한다. 따라서 무엇이 긴장을 초래하는지 찾아내는 것이 가장 중요한 일이다.

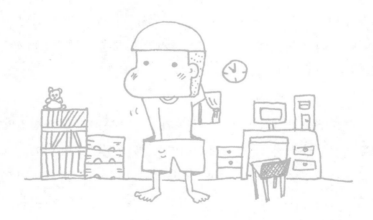

첫째, 아이가 자연스럽게 성적인 흥미를 드러낼 때 부모가 지나치게 당황하거나 협박하거나 벌주는 것을 피해야 한다. 아이는 심리적인 부담만 늘어나고 부모에게 비밀을 지키기 위해서 부모와 더 멀어진다.

둘째, 성기에 대해 잘못 알고 있는 것을 교정해주고 자위행위가 정상적이고 흔히 할 수 있는 일이라는 것을 주지시킨다. 부모에게 성기에 대해서 얼마든지 물어볼 수 있다고 느끼게 해야 한다.

셋째, 공공장소에서 자위행위를 할 경우에는 "네 방에서 혼자 하는 것"이라고 말해주어야 한다.

넷째, 함께 성에 대한 책을 읽거나 동물의 짝짓기 같은 프로그램을 보고 이야기한다.

다섯째, 아동기의 자위행위는 지루하고 피곤하고 불안할 때 하는 자기 자극 놀이이다. 따라서 주의를 다른 데로 돌리게 하고 불안과 긴장의 원인을 찾아보아야 한다.

어린이
성교육
어떻게 해야 하나

🐌 사실대로 쉽게

"엄마, 나는 어떻게 만들어졌어?"

"어디서 태어난 거야?"

"동생은 어디서 오는 거야?"

아이들이 성에 관해 질문을 하면 대부분의 부모는 당황한다. 그러고
는 "다리 밑에서 주워왔지"라고 얼버무리기 일쑤다. 하지만 아이의 입
장에서는 다른 중요한 질문과 마찬가지로 의문을 가지는 것뿐이다. 그
러므로 부모가 아이의 질문에 어떤 반응을 보이는지가 중요하다. 성에
관한 질문에 부모가 당황해서 나쁜 인상을 준다면 아이는 성에 대해서
왜곡된 생각을 갖게 될 것이다.

그렇다면 아이들에게 성교육을 어떻게 시키는 것이 좋을까? 가장 좋은 성교육은 아이가 단순한 호기심으로 묻는 질문에 사실대로 자연스럽게 대답해주는 것이다. 단, 아이 수준에 맞는 쉬운 말로 설명해주어야 한다. 그리고 아이의 입장에서 무엇이든지 물어도 된다는 생각을 갖게 하는 것이 중요하다.

부모가 성적인 질문에 당황하거나 화를 내지 않고 대답하려면 우선 부모 자신이 성에 대한 생각을 정리할 필요가 있다. 성이란 무섭고 더러운 것인가? 아니면 성숙한 남녀가 사랑을 나누는 즐겁고 자연스러운 본능적인 행동인가? 아이와 같이 사람의 신체를 설명하는 책을 찾아보거나 텔레비전 다큐멘터리에 나오는 동물들의 짝짓기 같은 것을 예로 들어주면 아이들이 쉽게 받아들일 것이다.

성교육은 모든 나이에 필요하다

성교육은 모든 연령의 아이들에게 필요하다. 성교육이란 아기가 어떻게 만들어지는지와 같은 생식 기능에 국한된 것이 아니며, 남녀가 어떻게 서로 잘 지내는가를 가르치는 것이다. 부모 사이가 나쁜 경우, 아이 입장에서는 결혼이 사랑으로 이루어졌다고 생각하지 못하고 남녀의 성적인 관계에 대해서도 부정적으로 생각하게 된다. 여자 아이의 경우, 부모가 남동생을 편애하거나 여자이기 때문에 불이익을 당한다는 생각을 갖게 되면 결혼 후에도 성적인 관계를 포함해 결혼 생활에 잘 적응하지 못하게 된다.

아이가 성에 관해 질문을 하지 않는다고 해서 성적인 호기심이 없는 것은 아니다. 질문을 하지 않는 아이는 성적인 질문이 잘못된 것이라고 생각하고 부모의 반응에 민감하며, 부모에게 간접적으로 질문을 하고 있다고 보아야 한다. 따라서 부모는 성에 관한 질문을 유도하고 설명해 주는 기회를 가져야 한다.

청소년의 성교육

순이는 초경이 있고부터 갑자기 말수가 적어지고 침울해졌다. 아빠를 보면 슬슬 피하고 아빠가 자신의 몸에 손도 못 대게 했다. 순이 말로는 학교에서 초경을 하면 아기를 가질 수 있다고 했는데 아빠와는 이미 몇 번이나 손을 잡았으므로 이제 자기는 아기를 갖게 된 것이 아니냐며 고민하고 있다는 것이었다.

이 어이없는 에피소드는 사춘기가 되기 전에 올바른 성교육을 받는 것이 아이들이 건강하게 자라는 데 얼마나 중요한가를 보여주는 예다. 상식적이고 자신을 존중할 줄 알며 다른 사람과의 관계에서 우호적인 청소년은 성적인 문제로 곤란을 겪지 않는다. 딸인 경우에는 부모가 지나치게 성적인 위험을 강조해서 공포심을 갖게 해서는 안 된다. 성이란 건전하고 자연스럽고 아름다운 것이라고 받아들일 수 있게 해야 한다.

성교육에는 부모의 태도가 중요하다

성교육이란 '부모가 어떻게 서로 사이좋게 지내는가'를 자녀에게 보여주는 것이다. 또한 부모가 딸과 아들에 대해서 어떤 감정적 차별을

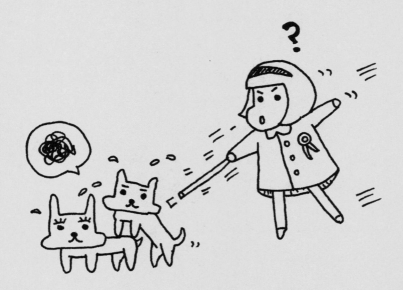

느끼는가, 느끼지 않는가를 보여주는 것이다. 아이의 입장에서는 자신의 신체와 부모 형제의 신체의 차이점, 즉 성적 차이점을 어떻게 받아들이는가 하는 것이다. 가정에서의 바람직한 성교육이란 부모가 서로 돕고, 서로 친절하게 행동하고, 의견이 다를 때에도 서로 존중하는 모습을 자녀에게 보여주는 것이다.

아이가 성을 어떻게 지각하고 받아들이는지는 부모의 태도에 달려 있다. 부모가 성을 인생의 한 부분으로 받아들이며, 성에 대한 편견과 두려움이 없고, 성에 대한 관심과 사실을 적절히 보일 수 있어야 아이에게 올바르게 성교육을 시킬 수 있다.

어린이 수면장애

🐚 무서운 꿈을 꾸는 아이

『침대 밑에 괴물이 있어요』라는 동화가 있다. 주인공의 침대 밑에는 공룡, 귀신, 도깨비가 살고 있는데 매일 밤만 되면 침대 밑에서 나와 주인공의 친구가 되어준다는 이야기다. 아이들이 밤에 자다가 무서운 꿈을 꾸는 것은 성장과정상 지극히 정상적인 일이다. 이 이야기는 아이들이 성장과정상 꾸는 무서운 꿈을 별로 무섭지 않게 여기도록 도와주기 위한 것이다.

아이들은 나이에 관계없이 모두 무서운 꿈을 꾼다. 대개는 새벽녘에 무서운 꿈에 시달려 소리를 지르거나 칭얼거리고 아침까지 그 꿈을 기억한다. 무서운 꿈은 낮에 겪었던 불안한 일들이 꿈으로 나타나는 것이다. 특히 심리적 불안이 심한 경우 악몽에 시달린다.

아이들은 꿈과 현실을 잘 구별하지 못하기 때문에 악몽이 심한 경우에는 많은 문제를 일으킬 수 있다. 밤마다 무서운 꿈을 꾼다며 자지 않으려 하거나, 심한 경우에는 낮에도 꿈에서 본 도깨비가 나올 것 같다며 무서워한다.

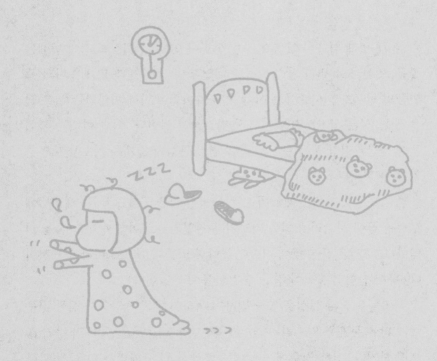

아이가 자다가 무서운 꿈을 꾸고 놀라 깨거나 소리를 지르면 다독거려주고 안아서 다시 재운다. 무서운 꿈에 시달리고 있을 때는 깨우면 잘 일어나므로 깨워서, 실제가 아니라 꿈이란 것을 말해주어 안심시킨다.

무서운 내용의 영화나 텔레비전은 되도록 보지 않게 하는 것이 좋다. 아이가 너무 보고 싶어 하면 어른이 함께 보면서 무서움을 덜어주도록 한다. 어른과 아이가 함께 큰소리로 비명을 지르며 무서움을 드러내는 것도 좋다. 잠자리에 들기 전에 옛날이야기를 해주거나 함께 동화를 읽거나 해서 귀신이나 도깨비를 이야기 속의 친구로 느낄 수 있게 하는 것도 좋은 방법이다.

수면장애를 치료하려면 아이가 꾸는 무서운 꿈에 대해 심리적 불안의 원인을 찾고 또 아이의 두려움과 걱정을 표현하도록 하는 놀이 치료를 한다. 심한 경우에는 단기간 자기 전에 항불안제를 투여해야 하는 경우도 있다.

야경증과 몽유병

최근의 수면연구에 의하면 아이들이 깊이 잠들었을 때 성장 호르몬이 분비된다고 한다. '아이들은 잠으로 큰다'거나 '잘 자는 아이가 잘 자란다' 같은 말들이 경험 속에서 나온 참으로 옳은 말이라는 것을 새삼 확인하게 된다.

이 세상에 태어난 지 얼마 안 된 갓난아기들은 밤낮없이 잠을 잔다.

생후 3개월 무렵이 되면 70% 정도가 밤에 길게 잘 수 있고, 5살이 되어서야 밤낮이 뚜렷이 구별된 생활을 하게 된다.

아이가 자주 칭얼대거나 밤마다 자지 않고 놀자고 한다면 잠이 깊이 들지 못하거나 흡족하게 잠을 이루지 못하기 때문이다. 이 경우 부모나 돌보는 입장에서는 여간 고생스럽지 않다. 아이가 자다가 놀라서 깨어나 눈을 부릅뜨고 소리를 지르거나^{야경증} 자다 일어나 넋 나간 사람처럼 돌아다니는^{몽유병} 증세를 보이면 부모는 더욱 고통스럽다.

야경증과 몽유병은 잠든 후 두세 시간 후에 생긴다. 이때 말을 걸면 대꾸를 하는 것 같지만 아침이면 기억을 하지 못한다. 몽유병은 집 안 구조도 알고 위험한 장애물을 피하는 듯 보여 다치는 일이 거의 없다. 하지만 야외로 캠핑을 간다든지 해서 낯선 곳에서 증상이 나타난다면 큰 사고로 이어질 위험이 있으므로 주의해야 한다.

야경증이나 몽유병은 모두 중추신경계의 미숙으로 생기는 일시적인 현상이다. 대부분 자라면서 저절로 없어진다. 따라서 심각하게 걱정할 필요는 없지만 계속 지켜보아야 한다. 잠을 자다가 일어나 돌아다니면 다칠 위험이 있으므로 주위에 위험한 물건이 없도록 치워둔다. 밤에 놀라거나 일어나 돌아다니면 깨우려 하지 말고 안아주거나 말로 안심시킨다. 또 손을 잡아서 자연스럽게 침실로 이끈다.

증세가 너무 반복되거나 오래 지속되면 성장에 지장이 생길 수 있으므로 단기간의 약물치료가 필요하다. 수면장애는 수면 중에 발생하는 간질과 구별해야 하는 경우도 있다. 따라서 자라면서 몇 년이 지나도 나아지지 않거나 심해지면 병원에서 진찰을 받도록 한다.

과잉보호하면
생길 수 있는 문제들

　영유아 시기는 부모와의 긍정적인 상호작용을 통해 성격이 형성되는 중요한 시기이다. 그런데 핵가족화로 자녀가 한 명이나 두 명인 가정이 흔해지고, 이런 상황에서 부모는 자녀를 과잉보호하기가 쉽다.

　자신의 부모가 자기를 돌보지 않아 불행한 어린 시절을 보냈다고 생각하는 경우에도 자식을 과잉보호하게 된다. 부부 사이가 나쁘거나 서로 떨어져 지내는 경우에도 한쪽 부모가 자식에게 집착하고 지나치게 염려하여 과잉보호하기가 쉽다.

　아이가 막내라든지 외동아이인 경우, 조산아이거나 질병이 있어 연약한 경우에도 부모가 과잉보호하게 된다. 백혈병과 같은 치명적인 질병이나 정신지체나 자폐증과 같이 정신장애로 판정이 된 경우에도 부모가 과잉보호하게 된다.

　대학병원의 소아암 병동에는 백혈병과 같은 불치병을 선고받고 시한부 생명을 이어가는 아이들이 많다. 이런 아이들이 보이는 대표적인 문제행동은 떼쓰기를 멈추지 않거나 감정 조절을 하지 못하는 것이다. 이런 경우 소아정신과 의사가 문제행동에 대해 진료를 해보면 대개는 부

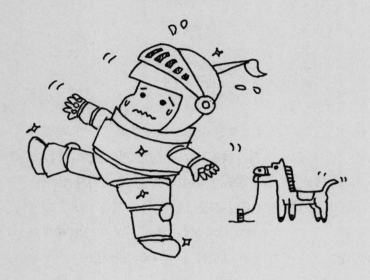

모의 과잉보호로 생긴 문제행동이라는 진단을 내린다. 부모에게 과잉보호적인 태도를 자제하고 아이에게 자립심을 길러주어야 한다고 권하지만 부모 입장에서 실행하기는 어려운 일이다.

초등학교 6학년인데 학교에서 친구들과 어울리지 못하고 따돌림을 당해 병원을 찾아온 아이가 있었다. 이 아이의 경우도 병원을 찾아오기 2년 전부터 백혈병이란 진단을 받고 부모가 병 치료에만 매달려 아이를 과잉보호하면서 문제행동을 키우게 된 것이었다. 다행히 병이 완치되어 학교생활과 사회생활을 시작해보려 했지만 학습문제보다 친구들과 어울리지 못하는 문제행동이 더 심각해져서 소아정신과 치료가 필요해졌던 것이다.

부모의 과잉보호적인 태도로 문제행동을 키우게 된 아이들은 대개 이기적이고 유아적인 성격으로 굳어져 있다. 따라서 친구들에게 양보하고 친구들과 잘 어울릴 수 있는 사회적인 기술이 떨어져 대인관계가 어렵고 친구들과 잘 사귀지를 못한다. 성인이 되어서도 이런 특징은 계속 남아 부모에게 정서적으로 의존하며 독립적인 인격으로 살아가는데 어려움이 많다.

외둥이, 조산아, 미숙아, 신체적인 질병으로 연약한 아이일 경우 부모가 정도 이상으로 과잉보호하지 않는지, 그래서 아이가 자라서 원만한 대인관계를 맺고 독립적인 인격으로 살아가는 데 지장이 되는 태도를 취하고 있지는 않은지 부모 스스로 점검할 필요가 있다.

3~6세에 꼭 필요한 부모와 함께하는 놀이

아이는 만 3세가 되어야 비로소 엄마 ^{양육자}와 심리적으로 분리된다. 이 시기를 병아리가 알에서 깨어나는 시기에 비유하기도 한다. 아이가 이전까지는 자신을 엄마의 일부로 알고 있다가 이 시기에 엄마에게서 벗어나 정신적으로 재탄생하기 때문이다. 이때부터 아이에게 자립심, 주도성, 자율성이 생기므로 이런 자율성이 잘 길러지도록 도와주는 것이 이 시기의 부모가 해야 할 일이다.

🐾 3~6세에 필요한 놀이와 장난감

흥내내기 놀이: 3~6세 아이들은 흉내내기 놀이를 좋아한다. 소꿉놀이나 장난감음식, 장난감전화, 가짜 돈 등으로 어른의 행동을 모방하거나 흉내 내면서 역할 모델을 배운다. 부모와 비슷한 행동을 하면서 다른 한편으로는 자립심을 키우게 되는 것이다. 흉내내기 놀이에 필요한 장난감으로는 인형, 인형가구, 소꿉, 가짜 돈, 현금출납기, 장난감음식, 인형마을 등이 있다.

협동놀이: 취학 전 아이들은 유치원에 가서 친구들과 사회생활을 할 준비를 하게 된다. 따라서 다른 아이들과 어울릴 수 있는 간단한 게임놀이가 좋다. 게임놀이는 상상력과 사회성을 높일 수 있는 좋은 놀이이다. 활동적이기 때문에 트럭, 차, 비행기, 기차 같은 운송물 형태의 장난감을 가지고 놀게 하는 것도 좋고 자전거 타기와 같은 운동기구를 이용한 놀이도 권장되는 시기이다.

🐾 3~6세에 가장 중요한 언어발달

사람이 다른 동물과 다른 점은 말을 할 수 있다는 것이다. 원숭이나 침팬지에 관한 최근의 연구결과를 보면, 영유아 시기까지는 사람이 성장하는 것과 거의 차이가 없다고 한다. 하지만 사람의 경우엔 3세 전후로 말이란 상징적 표현을 사용할 수 있게 된다. 그리고 말을 통해 훨씬 복잡한 생각과 감정을 가지게 되고 또 그것을 표현할 수 있게 된다. 이런 점에서 볼 때 아이가 말할 나이가 되었는데도 제대로 말을 하지 못하거나 다른 사람의 말을 알아듣지 못하면 걱정거리가 아닐 수 없을 것이다.

말귀가 밝아 잘 알아듣지만 말하기가 늦은 경우엔 대개 늦게라도 말문이 트이기 때문에 크게 걱정할 필요가 없다. 하지만 말하기가 너무 늦으면 다른 발달에도 영향을 끼칠 수 있기 때문에 집에서 적극적으로 도와주어야 한다.

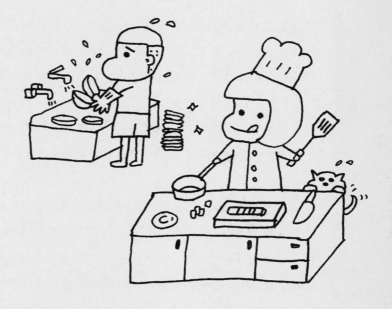

♥ 말이 늦은 아이_집에서 지도하는 방법 ♥

❶ **수다쟁이 부모가 되어야 한다**: 아이가 말이 늦은 이유는 여러 가지일 수 있는데 부모가 말이 없는 것도 한 원인이 된다. 우울하거나 과묵한 성격의 부모보다는 말이 많고 여러 가지로 아이에게 언어 자극을 많이 주는 부모가 아이의 언어발달을 도와주는 부모이다. 따라서 아이 앞에서는 한 마디라도 더 수다스럽게 말하는 버릇을 기르는 것이 바람직하다.

❷ **짧고 간단하게 아이의 수준에 맞게 말한다**: 한 가지 단어를 익히려면 그 단어를 반복적으로 들려주어야 한다. 아이의 입장이 되어 아이가 말하듯이 말해야 아이가 따라하게 된다.

❸ **천천히 분명하게 말한다**: 말할 때 너무 빠르지 않게 말하고 입을 크게 벌리고 분명하게 발음하는 것을 보여주어야 한다.

❹ **효과적으로 지시하고 반복해서 지시한다**: 지시에 따르는 것은 모든 학습을 배우는 중요한 기술이다. 말이 늦은 경우 그 지시를 이해하지 못해 지시를 따르지 못하게 된다. 따라서 분명하고 간단한 지시 따르기 연습을 통해 아이가 말을 이해하고 시킨 일을 수행할 수 있도록 도와주어야 한다.

❺ 아이에게 분명한 피드백을 주어야 한다: 아이에게 어떤 지시를 했다면 그 지시를 잘 따른 경우 반드시 칭찬으로 보답해야 한다. 잘 따르지 못한 경우 부모가 다시 지시하고 솔선수범하여 보여주거나 말해주어야 한다.

❻ 아이의 의사 표시에 즉시 반응한다: 말이 늦은 아이는 자신이 어떤 의사 표시를 했을 때 주위에서 자신의 의도를 알아주지 않았던 경험이 많이 쌓여 있다. 그래서 몇 번 의사 표현을 시도하다가 실망하고 용기를 잃게 된다. 부모(양육자)는 아이의 어떤 의사 표현에도 과장된 반응을 보여 의사 표현하려는 마음을 자극해야 한다. 부모가 아이의 표현을 무시하거나 반응이 늦다면 아이는 더 움츠러들어 의사 표현의 기회도 줄어들 것이다.

❼ 아이에게 잘 맞추어주는 부모가 되어야 한다: 아이가 잘 자라려면 아이의 모든 발달 수준과 능력에 맞추어줄 수 있는 부모가 되어야 한다. 흔히 '같이 춤추듯' 또는 '같이 탁구를 치듯' 하는 비유도 이런 의미이다. 상대 수준에 맞추어야 주고받기가 되는 것이다. 말하기와 말배우기에서도 아이의 수준에 잘 맞추어 말을 주고받을 수 있는 부모가 되어야 한다.

03

초등학생
아이 키우기

학습문제
학습장애 1

　학습장애란 어떤 이유에서건 아이가 그 학년에서 요구되는 공부를 잘 따라가지 못하는 것이다. 우리나라 어머니들은 자녀의 학업에 관심을 가지고 좋은 학업 성적을 얻기 위해 모든 노력과 정성을 다한다. 그러나 막상 아이가 학업 성적이 나쁠 때 그 원인을 찾아보고 구체적으로 도와주려는 생각은 별로 하지 못한다. 대부분이 아이가 열심히 공부하여 좋은 결과가 나오기만을 바란다.

　아이가 공부를 제대로 하지 못하는 원인은 여러 가지이다. 자녀가 공부를 제대로 하지 못하는 경우, 우선 내 아이가 공부를 제대로 하지 못하는 이유를 정확히 알아내고 이에 대처하는 것이 중요하다.

지능이 떨어지는 경우

지능이란 상대평가이다. 같은 나이 전체에서 중간이 되는 경우를 지능지수 100으로 잡고 하는 평가로, 지능지수가 80 이하이면 제 학년 공부를 이해하고 따라가기가 무척 어렵다. 이런 아이들은 대개가 학교 가기 전부터 모든 발달이 다른 아이들보다 늦기 때문에 부모가 쉽게 알수 있다.

정신지체가 의심되면 초등학교에 입학하기 전에 지능검사를 해서 입학 시기를 늦출 필요가 있다. 심하게 지체를 보이면 특수학교나 특수학급이 있는 학교에 입학시켜야 한다. 지능지수가 80 전후로 떨어지는 경우에는 공부에 대한 좌절감과 열등감이 심해 우울증이 생길 수 있으므로 아이가 정서적으로 상처 받지 않게 주의해야 한다. 또 잘할 수있는 다른 분야 예능이나 취미 생활를 찾아 자신감을 길러주는 것이 중요하다.

특수학습장애

행동이나 말하는 것을 보면 머리가 좋은 것 같은데 예상외로 성적이 떨어지는 아이가 있다. 국어는 잘하는데 수학을 유난히 못하는 수학장애, 수학은 잘하는데 글을 읽을 때 ㄱ과 ㄴ을 거꾸로 읽거나 '박'을 '발'과 혼동하여 읽고 이해하는 것이 어려운 읽기장애 난독증, 다른 공부는 잘하는데 쓰기에서 맞춤법이 엉망인 쓰기장애 등이 특수학습장애이다.

보통 지능을 가진 아이가 어떤 과목에서 같은 학년보다 2학년 이하의 성적을 보이면 학습장애로 진단을 내릴 수 있다. 특수학습장애의 원인은 뇌기능 결함이다. 따라서 주의력이 떨어지는 경우도 흔하고 학습에 대한 열등감과 그 과목에 대한 공포로 자꾸 공부하기를 기피함으로써 학습 부진으로 이어진다.

　미국의 경우 전체 어린이의 8%가 정상 지능인데도 특수학습장애로 글을 읽지 못한다고 한다. 따라서 학교마다 특수교사가 특수학급에서 시각, 청각, 지각협응 프로그램을 지도한다. 이때 정신지체^{지적 장애} 아동과는 구별하여 지도한다. 한글은 영어의 알파벳보다 쉬워 우리나라는 미국보다 특수학습장애가 덜하다고 한다. 하지만 상당수 아동이 중학교에 가서도 한글을 읽고 쓰지 못하고 있다. 이런 경우 아이들을 가르치는 교사에게도 큰 문제가 되고, 부모들도 특수학습장애에 대한 인식이 없이 아이가 방치되어 있는 실정이다. 따라서 아이에게 읽기나 쓰기 장애, 수학장애 등이 의심되면 먼저 병원에서 정확히 진단을 받고 그 장애에 대한 학습 치료를 받아야 한다. 대개는 집중력 장애가 동반되므로 집중력을 높이는 치료와 병행하면 큰 효과를 볼 수 있다.

집중력이 떨어지는 경우

　지능이 정상인데도 학습이 뒤떨어지는 아이들 중에는 집중력이 떨어지는 경우가 많다. 대게 산만하고 과잉활동적이며 부산스러워서 학교나 집에서 항상 주의를 받는데도 고쳐지지 않는 경우이다. 이런 아이들은 자리에 가만히 앉아 있지 못하고 몸을 뒤틀거나 수업 시간에 일어나서 돌아다니기도 한다. 과제물을 잘 잊어버리고 공부를 하다가도 쉽게 주의가 분산되며 어떤 일에도 끈기가 없다. 그러나 대개는 지능이 정상이거나 오히려 지능이 좋은 경우가 많기 때문에 조기에 진단해서

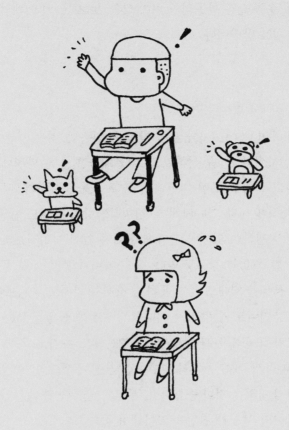

치료나 상담을 받으면 학습 증진에 좋은 효과를 볼 수 있다. 약물치료, 환경 조정, 운동 같은 활동적인 취미 생활, 부모^{양육자}의 이해와 인내심이 필수적인 치료 방법이다.

🐾 학습동기가 부족한 경우

어떻게 하면 내 아이가 공부를 잘할 수 있을까, 하는 것은 모든 부모의 큰 관심사이다. 학습 성취란 타고난 재능을 좋은 환경에서 꽃피우는 것이라고 본다면 아이 내면의 성취 욕구도 중요하다. 부모의 기대가 아이 능력에 비해 지나치게 커 시험불안증이 생겨도 안 될 것이다. 아이가 만성 질환이 있거나 집안에 문제가 있어 심리적으로 불안정해서 공부를 할 수 없는 경우도 있다. 혹시 아이가 불안, 우울 등의 심리적 불안으로 공부를 제대로 하지 못하는 것이 아닌지도 살펴보아야 한다.

환경적인 자극도 중요하다. 지나치게 공부에 신경을 쓰는 부모도 있지만 부모가 교육에 무관심하거나 가정문제로 아이 교육에 소홀할 수도 있다. 따라서 어떤 종류의 원인이건 간에 우선 원인을 정확히 파악하고 이에 대처하는 것이 중요하다. 부모가 공부에 관심을 가지고 도와주면서 아이의 약점과 결점을 알아내야 한다. 그리고 그 약점을 보충, 보완시켜주고 필요하다면 전문적인 도움을 받는 것이 중요하다. 어떤 원인이든 부모가 아이에게 항상 관심과 신뢰감^{어떤 장애이든 같이 극복할 수 있다는 믿음}을 보여주는 것이 가장 훌륭한 치료법이다.

110 | 내 아이 마음에 무슨 일이 생긴 걸까

학습문제
학습장애 2

🐳 학습장애는 극복될 수 있다

2000년 초에 실시한 조사에 의하면 우리나라 전체 중학생의 1.3% 인 2만 3천7백 명이, 그리고 전체 고등학생의 0.6%인 1만 5백 명이 읽고 쓰기가 서툴다고 한다. 중학생 백 명 중 한두 명이 학습의 가장 기초적인 읽고 쓰기에 장애를 보이고 있으니 결코 적은 수가 아니다. 이렇게 초등학교 교육을 끝내고도 읽고 쓰기가 잘되지 않는 경우를 학습장애라고 한다.

학습장애란 지능이 보통 이상인데도 아이가 그 학년에 요구되는 아주 기초적인 읽고 쓰기 공부를 잘 하지 못하는 것이다. '머리가 좋은데 저렇게 쉬운 글을 읽지 못하다니?' 이렇게 학습장애를 이해하는 것은 무척 어려운 일이다. 학습장애 아동의 부모와 교사조차도 학습장애를 이해하는 것이 어렵기 때문에 '도대체 왜?' 하는 의문을 항상 품는다.

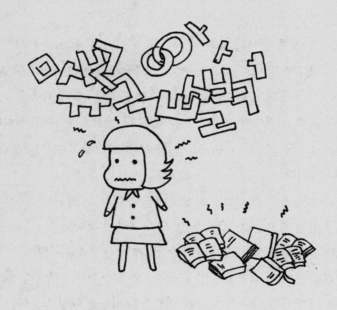

어머니들이 '우리 아이가 공부를 잘하지 못해서 걱정입니다' 할 때는 지능은 보통이지만 정서적인 문제나 학습에 대한 자극이 지나치게 많거나 적어서 생기는 경우가 대부분이다. 이런 경우는 학습장애가 아니라 학습부진이라고 한다.

학습장애는 왜 생기는가

미국학습장애위원회에서는 학습장애에 대한 정의를 다음과 같이 내리고 있다. "학습장애란 정상 또는 평균 이상의 지적인 능력을 가지고 있지만 정보를 입력하고 출력하는 일이 마치 정보가 감각과 뇌 사이를 이리저리 옮겨 다니는 것처럼 뒤범벅되는 것이다."

다른 말로 표현하자면, 학습장애를 가지고 있으면 머릿속으로 들어간 정보가 머릿속에서 나온 정보와 서로 섞이고, 이렇게 섞인 정보가 또 학습되거나 표현되어 더욱 어렵게 되어버리는 것이다. 원인은 대뇌의 신경학적인 미세한 기능의 장애이다.

특수학습장애에는 읽기장애, 쓰기장애, 수학장애가 있다. 이 중 75% 이상으로 가장 많이 나타나는 것이 읽기장애(난독증)이다. 하지만 난독증이 있는 아이는 쓰기나 수학도 어려워하는 경우가 많아 이중 삼중의 어려움을 겪는다.

학습장애 아이는 매일 학교에 가면서도 교과 내용을 잘 이해할 수 없고, 친구들은 쉽게 하는 읽고 쓰기가 자신은 왜 되지 않을까 하는 생각에 좌절한다. 우리나라에서는 어느 정도라야 학습장애가 있는 것으로 보아야 할지 아직 분명하게 파악되고 있지 않지만, 중학생이 되어서도 읽고 쓰기가 서툴다면 학습장애가 있는 것으로 보아야 한다.

미국에서는 학습장애 학생을 질병이나 장애라기보다는 단지 학습하는 방식의 차이가 있다는 의미에서 학습차이라고 부르기도 한다. 특히 학습장애 아동들과 부모들은 학습장애보다 학습차이라고 부르기를 좋아한다.

학습문제
학습장애 3

학습장애를 이겨낸 사람들

S씨는 54세이다. 그는 학교 다닐 때 글을 쓰면 엉망진창이 되어 도저히 다른 사람들이 읽을 수가 없었다. 학년이 올라가면서 학습을 따라가지 못해 바보 취급을 받던 그는 12살 때 정신과에서 난독증이란 진단을 받았다. 하지만 그는 좌절하지 않고 오히려 어렵다고 생각되는 것을 이해하기 위해 광적으로 노력했다. 특히 글쓰기에 문법적인 어려움을 겪었기 때문에 문법광이 될 정도로 공부했다. 그는 간단한 글을 쓰는 데에도 다른 사람의 5배 정도의 시간을 들여야 했다.

그는 20세 이후부터 현재까지 공상과학 소설가로 활동하고 있다. 자신의 과학적인 상상력과 글을 제대로 쓰겠다는 피나는 노력이 그를 소설가로 만든 것이다. 세계적인 작가인 프루스트나 예이츠, 그리고 버지

니아 울프도 난독증 환자였다.

그들은 난독증을 가진 사람도 훌륭한 글을 쓸 수 있다는 사실을 보여준다. 그들은 난독증을 치료한 것이라기보다 자신의 문제를 이겨내기 위해 자신만의 비법을 개발했으며, 또 이를 통해 난독증을 극복하고 세계적인 작가가 되어 불후의 작품을 남겼다.

또한 영국의 정치가 윈스턴 처칠, 노벨 물리학상을 받은 아인슈타인, 영화배우 우피 골드버그도 눈부신 성공을 거둔 학습장애인이다.

학습장애를 극복하는 10가지 방법

1. 주위 사람들에게 적극적으로 도움을 받는다. 학습장애 치료사나 특수교육 전공 교사에게 개별적인 도움을 받아야 한다.
2. 자신에게 도움이 되는 방법을 찾는다. 컴퓨터나 계산기 등 다른 도움이 될 만한 도구를 주변에서 찾아본다.
3. 학습장애를 숨기지 않고 주변 사람들에게 알리고 이해시킨다.
4. 시험이나 숙제를 피하지 말고, 학습장애가 있어도 끝까지 공부할 수 있다는 사실을 항상 기억한다.
5. 자신도 제대로 교육받을 권리가 있음을 알고 항상 주변에 당당히 요구사항을 이야기한다.
6. 자신이 하고 싶은 일을 찾아 열심히 하면 걱정도 줄고 새로운 기술을 배우게 되어 학습장애 극복에도 도움이 된다.
7. 자신만이 독특하게 가지고 있는 강점을 찾아내 갈고 또 닦는다.
8. 계속해서 노력하고 절대 포기하지 않는다.

9. 학습장애에 대해 더 많은 것을 배워 자신과 주위 사람에게 이해시킨다.
10. 자신을 믿고 또 성공할 수 있다는 것을 믿으면 어떤 것도 장애를 막지 못할 것이다.

♥ 학습장애 증상 점검표 ♥

1. 공부해도 성적이 오르지 않는다.

2. 공부하기가 싫다.

3. 책읽기가 싫다.

4. 만화책만 본다.

5. 책을 읽어도 잘 이해가 안 될 때가 있다.

6. 책상에 앉아 있어도 진도가 안 나간다.

7. 말로 하면 알아듣지만 스스로 책을 보면 잘 이해하지 못한다.

8. 독후감이나 일기를 잘 쓰지 못한다.

9. 글을 읽을 때 다음 줄로 넘어가지 못한다.

10. 글씨 쓰는 속도가 느리고 엉망이다.

11. 휘갈겨 쓴다.

12. 섬세한 운동을 못한다.

13. 자주 넘어지거나 부딪힌다.

14. 덧셈 뺄셈 등 연산이 느리다.

15. 숫자 개념이 없다.

16. 돈 계산이 느리다.

17. 응용문제는 풀기 어렵다.

* 17개 항목 중 8개 이상이면 학습장애를 의심한다.

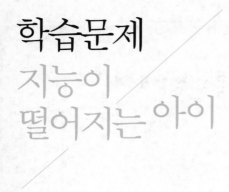

학습문제
지능이
떨어지는 아이

　　많은 부모가 학습에 가장 중요한 것은 지능이라고 생각하고 있다. 하지만 지능이 정확히 무엇을 의미하는 것인지를 모르는 부모가 의외로 많다. 따라서 지능이란 무엇인지, 지능이 높다거나 낮다는 것은 어떤 의미인지를 알아야 할 것이다.

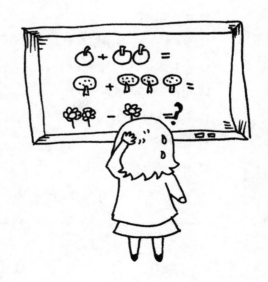

머리가 좋다거나 나쁘다고 말할 때, 꼭 지능검사를 실시하고 그 결과를 말하는 것은 아니다. "저 사람은 머리가 좋아"라고 할 때는 그 사람이 기억력이 좋다거나 남보다 공부를 잘한다는 의미로 말하는 것이 보통이다. 하지만 엄밀히 말하자면 머리가 좋다는 것은 지능검사 결과 지능지수가 높게 나타난 경우에 할 수 있는 말이다.

지능검사는 1957년 미국에서 도입된 이후로 다방면에서 활용되어왔다. 지능검사는 특히 학교에서 학생들의 기초능력평가를 위해 실시되고 있다. 지능은 확실히 학업성취와 밀접한 관계가 있으며, 지능이 높은 아이가 지적인 호기심이 많고 공부를 더 잘하는 것은 분명하다. "저 사람은 아이큐가 150인 천재야"라고 하면서도 아이큐검사 _{지능검사}의 의미를 정확하게 알고 있는 사람은 많지 않다.

지능검사 결과 지능이 높다거나 낮다는 것은

현재 우리나라에서 사용되는 표준화된 지능검사는 웩슬러검사이다. 표준화 작업이란 외국에서 개발된 검사를 단순히 번역만 하는 것이 아니라 우리나라 사람들에게 적절한지를 많은 사람을 대상으로 미리 검사해보는 작업이다. 문화와 생활습관이 다른 곳에 같은 기준으로 검사를 적용하는 것은 무리이기 때문이다.

지능검사는 상대평가이다. 10세 아동 100명 중 가장 많은 분포를 보이는 아동들의 지능지수IQ를 100으로 하면 아이큐 130 이상이 최상위 1%를 차지하는 분포를 보인다. 그래서 지능검사는 할 때마다 결과가 다르게 나올 수 있으며, 아이큐가 중요하기보다는 상대적인 평가가 중요하다. 만약 아이큐가 120이라면 같은 연령의 100명의 친구들 중에 나보다 우수한 친구가 6명, 나보다 지능이 떨어지는 친구가 93명이 있다는 뜻으로 이해하면 될 것이다.

🌰 지능검사로 알 수 있는 것

지능검사로 알 수 있는 것은 여러 가지이다. 지능검사는 크게 언어성 지능과 동작성 지능으로 구분할 수 있다. 언어성 지능은 생각하고 표현하는 능력과 밀접한 관계가 있으며, 언어성 지능이 높은 사람은 대개 학교 성적이 좋다. 반대로 동작성 지능이 높은 사람은 언어성 지능이 높은 사람에 비해서 사회생활을 잘 해나가는 능력이 있다. 또한 동작성 지능은 언어성 지능에 비해 학습이나 환경의 영향을 덜 받는 능력이며, 많이 배우지는 못했어도 사회에서 성공한 사람들은 대개 동작성 지능이 뛰어난 사람들이다.

따라서 지능검사로 아이큐뿐 아니라 그 사람의 잠재력과 교육정도, 교육환경과 적성까지도 알 수 있다. 이렇게 지능검사를 통해 그 사람의 학습능력과 장차 어떤 직업이 어울릴지 적성까지 예측할 수 있기 때문에 초등학교에 입학할 무렵에 지능검사를 해보는 것은 여러 가지로 도움이 된다.

🐾 지능에 영향을 끼치는 것

지능은 태어날 때부터 정해진 것은 아니다. 5세가 되면 뇌가 어느 정도 성숙하기 때문에 5세 이후에는 지능의 변화가 없을 것이라고 생각하지만 사실은 그렇지 않다. 지능개발에 영향을 주는 요소로는 집중력, 몸의 컨디션 그리고 어떤 성과를 얻겠다는 의지와 야망을 들 수 있다. 이 중 아이에게 가장 중요한 것은 집중력이다.

한 어머니가 아이를 데리고 병원에 상담하러 왔다. 학교 선생님이 아이를 특수반에 보내는 것이 좋겠다고 했다는 것이다. 선생님은 아이를 정신지체라고 판단한 것이다. 하지만 지능검사 결과 지능에는 아무 문제가 없었고, 다만 주의집중력은 상당히 떨어져 있었다. 선생님의 지시에 전혀 귀 기울이지 않고 공부에는 전혀 관심 없이 돌아다니기만 하니 정신지체로 착각할 정도였던 것이다. 집중력은 지능개발에서 아주 중요한 부분이다.

🐾 아이가 지능이 떨어질 때 도와주는 방법

아이가 지능이 떨어진다고 생각되면 우선 지능검사를 통해 아이의 지적인 능력을 정확히 평가하는 것이 중요하다. 읽고 셈하는 학습능력이 떨어지더라도 사회성이나 공간 지남력 같은 능력이 뛰어나다면 예술이나 사업에 자질이 있기 때문이다.

따라서 성적이 떨어진다고 아이의 미래에 대해 비관할 필요는 없다. 어떤 일을 할 때 가장 중요한 것은 자신감인 만큼 부모는 아이의 자신감을 키워주는 노력을 해야 한다. 아이가 좋아하며 즐길 수 있는 취미나 활동을 정해서 자신감을 키워주는 것이 학습능력이 떨어지는 아이에겐 특히 필요한 일이다.

학습문제
IQ보다 더 중요한 EQ

지능이 심하게 지체되어 있는 것은 아니지만 보통 아이들에 비해 떨어지는 아이들 IQ 70~85 에게는 여러 가지 문제가 생길 수 있다. 열심히 공부해도 성적이 오르지 않아 보통 학습에 대한 좌절감을 가질 수 있다. 그리고 학창 시절 내내 공부에 대한 열등감을 느끼고 자신감이 부족해서 만성적인 우울증에 시달리는 아이가 보통 아이들에 비해 5배로 많다. 이들은 10년 이상의 의무교육 기간 동안 열등생으로 낙인찍혀 의기소침하여 지낼 수밖에 없다. 우울증 같은 정서적인 문제 외에도 남의 물건을 훔치거나 이유 없이 불을 지르는 행동 등으로 자신의 분노와 욕구 불만을 드러내기도 한다. 열등감과 좌절감으로 인해 학습뿐 아니라 문제행동과 우울증 같은 정서적인 문제를 보이기 때문에 각별한 관심을 기울여야 한다.

전통적으로 지능검사는 기본적인 언어적·수리공간적 지각능력을 측정하여 학습능력을 평가하기 위한 목적으로 사용되었다. 하지만 최근에는 정서 지능의 중요성이 강조되고 있다. 정서 지능^{EQ}이란 자신과 타인의 정서를 평가하고 표현할 줄 아는 능력, 자신과 타인의 정서를 조절할 줄 아는 능력 그리고 자신의 삶을 계획하고 성취하기 위해 그런 정서를 이용하여 활용할 줄 아는 능력이다.

최근 심리학자들의 연구에 의하면 인생의 성공에는 IQ보다 EQ가 훨씬 더 중요한 역할을 한다는 것이 밝혀졌다. 따라서 아이의 성공을 바란다면 IQ보다 EQ를 높이려는 노력을 하는 부모가 더욱 현명한 부모일 것이다.

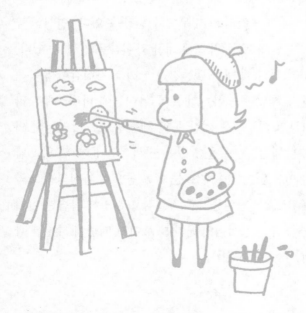

인간의 7가지 지능

❶ 언어 지능: 학습능력과 관계가 있다.

❷ 논리수학 지능

❸ 신체운동 지능: 뛰어난 운동선수들에게 높게 나타난다.

❹ 음악 지능: 음악가들에게서 높게 나타난다.

❺ 공간지각 지능

❻ 대인간 지능: 타인의 느낌을 읽고 이해하는 능력(EQ)

❼ 대인내 지능: 자신의 느낌을 알고 분별하여 행동하는 능력(EQ)

성공지수는 인생의 성공여부 중 3분의 1을 결정하는 중요한 요소이다. IQ 역시 인생의 성공 여부 중 3분의 1을 차지한다. 그리고 마지막 3분의 1을 차지하는 것은 야망^{꿈과 희망}이다. 일류 대학에 들어가는 것보다 큰 꿈을 가지고 성공지수를 높이는 것이 인생의 성공을 위한 더 확실한 투자이다.

나는 친구보다 머리도 좋은데 왜 수입이 더 많지 않나, 나는 일류 대학 출신인데 왜 다른 친구가 나보다 더 성공했을까, 라고 생각한다면 다음 테스트를 통해 자신의 문제를 밝혀본다.

♥ 나의 성공지수는 몇 점 ♥

주위의 보통 사람들을 평균이라고 볼 때 아래 사항이 평균보다 어떤지 체크한다.

☞ 나의 고등학교 때의 성적은?

☐ 높다   ☐ 낮다   ☐ 평균이다

☞ 나는 낙천적이고 긍정적이다.

☐ 높다   ☐ 낮다   ☐ 평균이다

☞ 내가 하루에 웃는 횟수는?

☐ 높다   ☐ 낮다   ☐ 평균이다

☞ 나의 지능은?

☐ 높다   ☐ 낮다   ☐ 평균이다

☞ 나는 행복하다.

☐ 높다   ☐ 낮다   ☐ 평균이다

☞ 나는 다른 사람들에게 상냥하다.

☐ 높다   ☐ 낮다   ☐ 평균이다

☞ 나는 말을 잘한다.

☐ 높다   ☐ 낮다   ☐ 평균이다

☞ 나는 주어진 일을 잘 해낸다.

☐ 높다   ☐ 낮다   ☐ 평균이다

* 여성은 여기까지만 하고 남성은 끝까지 한다.

☞ 나는 운동을 잘한다.
☐ 높다   ☐ 낮다   ☐ 평균이다

☞ 나는 정말로 사람들을 좋아한다.
☐ 높다   ☐ 낮다   ☐ 평균이다

☞ 나는 유머 감각이 있다.
☐ 높다   ☐ 낮다   ☐ 평균이다

☞ 나는 지도자가 될 수 있다.
☐ 높다   ☐ 낮다   ☐ 평균이다

☞ 나는 매력적이다.
☐ 높다   ☐ 낮다   ☐ 평균이다

* 이상에서 '높다'로 체크된 숫자가 '낮다'로 체크된 숫자보다 많으면
  성공지수가 높은 것이다.

학습문제
공부 잘하는 아이로 만드는 방법

    우리나라 부모들의 교육열과 성적에 대한 관심은 세계적으로 높은 편이다. 그래서인지 매년 입시철만 되면 전 국민이 입시병을 앓는다. 탈무드에는 학식은 값비싼 시계와 같다는 말이 있다. 시간을 알고 싶을 때 꺼내서 볼 수 있고 또 누군가 시간을 물으면 가르쳐줄 수 있기 때문이다. 기술이나 지식은 어떤 상황에서도 잃어버리거나 다른 사람이 뺏어갈 수 없는 것이다. 부모가 아이에게 세상에서 가장 소중한 재산인 지식과 기술을 습득하게 하기 위해 자녀 교육에 열심인 것은 당연한 일이다.

    그런데 자녀의 성적 향상에 관심이 많은 부모들도 막상 내 아이에게 알맞은 구체적인 학습방법을 알고 교육하는 것은 아니다. 그렇다면 내 아이를 공부 잘하는 아이로 만드는 방법은 없는 것일까?

학습력이란 무엇인가

학습력이란 학습을 통해서, 즉 공부를 해서 얻어진 능력이다. 학습력이란 나이가 들면서 변하는 것으로 초등학교 때는 높은 학습력을 보이다가 대학 입학할 때에는 낮은 학습력 수준이 되기도 한다. 공부를 잘하게 한다는 것은 이 학습력을 높이는 것이다.

초학습법이니 초기억법이니 하는, 공부를 잘하는 비법이 담긴 책들이 시중에 많이 나오고 또 그것을 익히는 것이 유행이 되기도 한다. 물론 학습법과 기억법으로 훈련해서 좋은 성과를 볼 수도 있다. 그러나 더 중요한 것은 개인의 학습력에 중요한 영향을 끼치는 것이 무엇이며, 내 아이의 경우 무엇이 문제인지 밝히는 것이다.

집중력을 높이려면

최근에 집중력에 대한 부모들의 관심이 높아지고 있다. 뇌의 각성파를 자극하는 기계를 사용하거나 소아정신과에서 집중력장애로 진단받아 집중력을 높이는 약물치료를 받기도 한다. 집중력을 높이는 각종 학습도구가 부모의 관심을 끌기도 한다.

집중력이란 어느 한 가지 일에 장시간 몰두할 수 있는 능력이다. 집중력은 나이가 들면서 서서히 생기는데, 대개 7~8세가 되면 학습에 흥미를 느끼고 집중할 수 있는 시간도 길어진다. 그런데 나이가 들어도 한 가지 일에 집중하지 못하고 주의가 산만한 아이들이 많다. 학교에서 산만하다는 평가를 받거나 주위의 작은 자극에도 쉽게 산만해지는 아이에 대해서는 이것이 병적인 산만함인지 구별해야 한다.

 '나귀를 물가로 끌고 갈 수는 있지만 물을 마시게 할 수는 없다'는 말이 있다. 물을 마시고 싶은 갈증이 없는데 왜 억지로 물을 마시려 하겠는가. 아무리 비싼 과외를 시켜도 아이에게 학습동기가 부족하다면 모두 헛수고가 될 것이다. 많은 부모가 이 사실을 잘 알고 있다. 하지만 공부를 잘해서 좋은 대학에 들어가는 것이 중요하다는 말로 아이들에게 공부를 하고 싶다는 마음이 들게 하지는 못한다. 대개의 부모는 아이가 공부를 하지 않으려고 하거나 나쁜 성적표를 가져오면 얼굴을 붉히고 야단부터 칠 것이다. 그러고는 부모에게 혼이 났으니 다음에 정신을 차리고 열심히 공부할 것이라고 생각한다.

 지능이나 학습환경이 비슷한 두 학생이 학교 성적에 큰 차이를 보이는 것은 흔한 일이다. 그것은 능력의 차이가 아니라 동기유발의 차이이다. 학습동기란 '열심히 하고 싶다'는 생각이 마음에서 저절로 우러나는 것이다. 평화롭던 가정에 갑자기 아버지가 돌아가셨다든지, 가장이 실직하여 학원비조차 제대로 낼 수 없는 형편의 학생이 그 흔한 과외 한 번 받아보지 못하고도 좋은 학교 성적을 보이는 이유를 무엇으로 설명할 것인가. 이러한 불행한 환경이 오히려 공부를 해야 한다는 절박한 마음이 들게 만드는 계기가 되기도 하는 것이다. 하지만 이런 극한 상황이 아니더라도 부모가 자녀의 학구열에 불을 당길 수 있는 방법은 없을까. 이 방면의 많은 연구가들은 '방법이 있다'고 말한다.

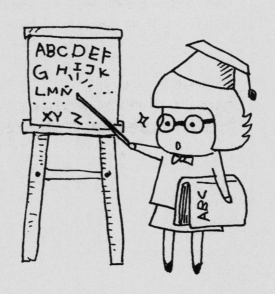

♥ 공부를 잘하기 위한 3가지 조건 ♥

첫째, 지적인 능력이 있어야 한다.
지능검사 결과로 그 사람의 학습능력을 예측할 수 있다. 예를
들어 박사학위를 받아 대학교수가 되려면 지능지수가 120 이상
이 되어야 한다. 물론 지능지수가 한번 정해지면 변치 않는 고
정불변의 것은 아니지만 어느 정도의 지적인 능력이 있어야 수
준 있는 학습이 가능하다.

둘째, 집중력이 있어야 한다.
지능이 높은데도 집중력이 떨어져 학습에 흥미를 느끼지 못하
고 잦은 실수로 학습이 떨어지는 아이도 상당수 있다.

셋째, 학습의욕이 있어야 한다.
공부를 잘해서 부모에게 인정받거나 나중에 좋은 직업을 가지
기 위해서라는 분명한 목표를 가지고 있어야 한다.

학습문제
산만한 아이를 위한
학습지도

집중력이 떨어지는 아이는 학교에서 수업에 집중을 하지 못하고 집에서 공부할 때도 집중하는 시간이 짧기 때문에 끈기 있게 공부를 하지 못한다. 숙제를 하더라도 스스로 하지 못하고, 하더라도 차분히 끝까지 하지 못한다. 시험을 볼 때는 문제를 대충 읽고 풀기 때문에 잘 알고 있는 문제도 실수로 틀리는 경우가 많다. 책을 읽을 때는 글자나 글줄을 건너뛰어 읽고도 자신이 실수한 것을 알아차리지 못하는 일도 흔하다.

따라서 머리가 좋은데도 공부를 잘하지 못하기 때문에 학습장애가 되기 쉽다. 집중력 문제로 학습장애가 생기면 학업에 흥미를 잃고 자포자기하는 심정이 되어버려 학년이 올라갈수록 성적이 떨어진다. 그러므로 집중력이 떨어지는 아이는 초등학교 저학년 때 문제를 발견해서 고쳐주고, 아이의 특징을 이해해서 부모가 아이에게 알맞은 학습지도를 해야 한다.

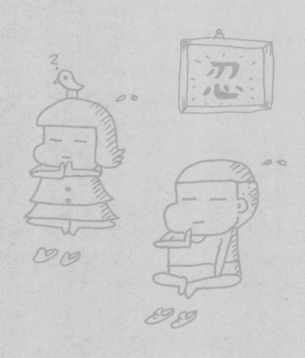

산만한 아이는 끈기가 부족하다. 특히 공부나 숙제를 끝까지 하지 못한다. 집에서 공부를 할 때에는 주변 환경이 중요하다. 매일 정해진 시간에 공부하도록 하고, 이때는 TV를 끄고 온 식구가 조용한 시간을 갖는 것이 좋다. 공부하는 시간에 부모가 같은 방에 앉아 책을 읽거나 조용히 자신의 할 일을 하면서 앉아 있는 것도 아이가 공부에 집중하는 데 도움이 된다.

숙제나 공부를 할 때는 흥미 있고 쉬운 것부터 하도록 한다. 아이가 스스로 공부하는 순서를 정해서 하면 더욱 책임감을 느끼게 될 것이다.

책상 앞에 오랜 시간 앉아 있다고 해서 공부에 집중하는 것이 아니다. 따라서 쉽게 싫증을 낼 경우엔 중간에 잠시 쉬도록 하고, 아이가 원하는 경우 놀이 시간을 주도록 한다.

공부에 집중하는 시간을 늘리려면 우선 정해진 시간에 얼마만큼의 공부를 했는지 확인하고, 아이가 얼마나 집중할 수 있었는지 확인한 후에 그 시간을 조금씩 늘려가야 한다. 정해진 시간 동안 주어진 과제를 잘 해내면 TV 보기, 게임하기 등의 보상을 주는 것도 좋은 방법이다.

집에서 숙제를 끝내지 못했을 경우에는 담임선생님께 말씀드려 학교에서 숙제를 마치고 집에 돌아가도록 하면, 집에서 숙제를 끝내는 버릇을 들이는 데 도움이 될 것이다.

집중력이 떨어지더라도 초등학교 저학년 때는 다른 아이들에 비해 크게 학력 차이가 나지 않는다. 하지만 고학년이 될수록 자신의 지적인 능력, 즉 아이큐에 비해 학습력이 떨어지는 학습장애가 생긴다.

따라서 지능의 문제가 없는데도 성적이 떨어진다면 집중력에 문제가 있지 않나 의심해보아야 한다. 집중력이 떨어지는 아이들의 학습 지도는 그룹 지도보다 일대일 개인 지도가 도움이 된다. 그리고 부모가 아닌 다른 사람이 공부를 도와주는 것이 필요하다. 부모가 직접 가르치면 아무래도 자식에 대한 욕심이 앞서게 된다.

산만한 아이는 저학년 때부터 부모나 교사로부터 자주 주의를 들어 심한 자격지심에 시달리는 경우가 많다. 따라서 공부에 대한 열등감으로 공부에 대한 의욕이 더 없어질 수도 있다. 산만한 아이에게 학습 지도를 할 때에는 아이의 자존심을 다치지 않도록 주의해야 한다.

🐾 책을 읽을 때 빠뜨리고 읽고, 문제풀이를 할 때 쉽게 실수한다

산만한 아이는 집중력이 떨어지기 때문에 책을 읽을 때 글자를 빠뜨리고 읽거나 '하였습니다'를 '하였다'로 줄여 읽는 실수를 잘한다. 산수 문제를 풀 때는 문제를 끝까지 읽지 않고 풀기 때문에 알고 있는 문제도 틀리는 실수를 잘한다. 덧셈을 뺄셈으로 계산하거나 계산을 하는 도중에 중단하고는 계산을 다한 것으로 생각하고 답을 쓰기 때문에 쉽게 틀린다.

집중력이 떨어지는 아이가 책을 읽을 때는 소리 내어 읽도록 하고,

만약 글을 빠뜨리고 읽는다면 지적해주고 다시 읽게 한다. 오랜 시간을 읽게 하는 것보다 짧은 시간으로 나누어 반복해서 읽게 하는 것이 좋다. 일정 분량을 읽고 난 후에는 요약해서 말해보도록 해서 제대로 이해하고 있는지 확인하는 것이 필요하다.

산수 문제를 틀리지 않고 잘 풀게 하려면 먼저 문제를 처음부터 끝까지 잘 읽는 훈련을 시켜야 한다. 산만한 아이는 대개 문제를 끝까지 읽지 않기 때문이다. 그리고 나서 한 자리씩 계산을 해서 써보도록 한다. 한 문제가 완전히 끝날 때까지는 다른 문제를 읽지 않고 그 문제에만 신경을 쓰는 버릇을 들이도록 해야 한다.

이런 훈련은 처음에는 문제를 푸는 데 시간이 오래 걸리지만 반복해서 하면 정확하게 문제를 풀게 된다. 산만한 아이에게는 빨리 하는 것보다 정확하게 하는 훈련이 필요하다. 그리고 이 방법은 집에서 일대일로 하는 것이 좋고, 아이를 책망하지 않는 분위기에서 실시하는 것이 중요하다.

🐦 다른 사람의 말에 끼어들고 다른 사람들의 대화를 방해한다

학습에서 생길 수 있는 이런 문제는 주의력이 떨어지고 인지가 충동적이기 때문에 생기는 문제들이다. 산만한 아이는 인지가 충동적이기 때문에 대화를 할 때 상대방의 말을 끝까지 듣지 않고 대답하거나 다른 사람이 말하는 도중에 끼어들어 자신의 이야기를 하기 쉽다. 그래서 단순하고 나이에 비해 어리다는 평가를 받기도 한다.

인지가 충동적이란 말은 생각을 충동적으로 단순하게 하고 또 이것을 충동적으로 말로 내뱉는다는 뜻이다. 그래서 산만한 아이는 엉뚱하게 보이기도 하고 버릇없고 유치하게 보이기도 하는 것이다.

부모는 이런 행동이 아이의 산만한 체질로 인해 생긴다는 것을 이해해야 하며, 말하기 전에 '잠깐' 하며 자신의 생각을 되돌아보고 이것을 말로 하는 것이 적합한지를 다시 생각해보는 훈련을 시켜야 한다.

🐾 학년이 올라갈수록 성적이 떨어지고 공부에 자신감을 잃는다

집중력이 떨어지는 경우 중학생이 되어서 처음으로 병원을 찾는 아이들도 있다. 이런 아이들은 집중력 검사에서는 집중력이 떨어지지만 지능 검사에서는 보통 이상의 지능을 가지고 있는데, 한결같이 학교 성적은 형편없는 경우가 많다.

이렇게 집중력이 떨어지는 경우에는 기초 학습이 부진하기 때문에 학년이 올라갈수록 성적이 떨어진다. 그래서 공부에 대한 자신감을 잃고 또 공부하고자 하는 의욕도 잃는 악순환에 빠진다.

이런 아이들은 학습 문제뿐 아니라 정서적인 문제도 갖게 되어 모든 일에 자신감을 잃고, 대신 쉽게 만족을 주는 오락이나 컴퓨터 게임에 빠져 게임 중독이 되기도 한다. 따라서 집중력이 떨어지는 아이를 조기에 발견하여 학습장애나 정서장애가 생기지 않도록 예방하는 것도 중요한 일이다.

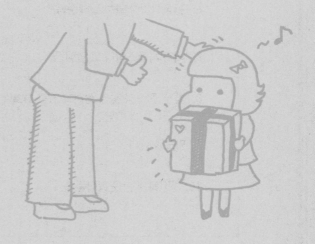

♥ 자녀의 자신감을 키워주는 10가지 방법 ♥

1. 어깨에 팔을 두르거나 안아준다.

2. 눈이 마주치면 웃어준다.

3. 엄지손가락을 세워 보이며 최고라고 표시한다.

4. '네가 이렇게 하니까 참 좋구나'라고 말한다.

5. '와! 대단하구나'라고 말해준다.

6. '환상적이야'라고 말해준다.

7. '네가 자랑스럽다'고 말해준다.

8. '몇 달 전보다 훨씬 잘하고 있다'고 말해준다.

9. 윙크를 한다.

10. 다정하게 손을 잡아준다.

학습문제
학습에
도움이 되는 활동

🐾 풍부한 초기 경험이 인지 발달에 중요하다

0~2세 (영아기) : 미숙아는 대게 출생 후 인큐베이터에서 보호를 받는다. 이러한 미숙아들을 상대로 초기 신체 운동이 얼마나 중요한가를 보여주는 연구가 있다. 즉, 인큐베이터 속 아기들 가운데 30분마다 다리 굽혀주기 운동을 시킨 그룹과 시키지 않은 그룹을 비교한 것이다. 그 결과 이 아이들이 자라서 학교에 다닐 나이가 되어서는 운동을 시킨 아이들 그룹이 그렇지 않은 아이들보다 인지 발달이 더 잘 되어 있었다.

요즈음 부모들은 0~2세 영아에게도 글자를 가르치고 싶어 한다. 하지만 정작 영아들에게 필요한 것은 적절한 감각적인 자극과 간단하고 재미있는 신체 운동이다.

2~7세 (유아기~유치원기) : 유아기의 가장 중요한 발달 과업은 언어 사용이다. 사람이 동물과 구분되어 고등영장류로 진화한 것은 모두 언어를 사용할 수 있었기 때문이다. 그러므로 이 시기에는 인지 발달을 위한 언어 자극이 가장 중요하다. 아이가 말이 늦는 경우에는 알아듣기는 하는데 단순히 말만 늦은 것인지 잘 살펴보아야 한다.

이 시기에는 모든 생각을 자기중심적으로 하기 때문에 주위의 나쁜 일도 자기 때문에 생긴다는 죄책감을 갖기 쉽다. 따라서 항상 아이 입장에서 사물을 설명해주는 배려가 중요한 시기이다.

상상력이 생기고 인형놀이와 역할놀이가 가능하기 때문에 상상력이 풍부한 아이로 기르려면 부모가 상상놀이 ^{인형놀이, 소꿉놀이 등}에 동참하여 적극적으로 놀아주어야 한다.

7~11세 (학령기) : 초등학교에 가는 나이가 되면 비로소 논리적인 사고를 하게 된다. 그리고 자기중심성에서 벗어나 인과관계를 이해하게 된다. 따라서 동화책을 같이 읽고 인과관계를 설명해주는 대화를 나누면 논리적 사고를 높이는 데 도움이 된다. 또한 직접적인 경험에 의해서만 인지를 얻기 때문에 자연 체험학습, 캠프, 친구들과 그룹으로 놀기 등 풍부한 경험이 중요한 시기이다.

사춘기 : 사춘기가 되면 비로소 추상적 사고가 가능해진다. 철학적 사고에 눈뜨고 가능성과 가설을 세워서 생각할 수 있기 때문에 더욱 높은 수준의 학문을 배울 준비가 되는 사고를 하게 된다. 따라서 이때는 부모와 충분히 대화를 나누어 자신의 생각을 검증받는 기회를 쌓는 것

이 중요하다. 일반적인 지식의 학습보다 의문을 가지고 가정을 세우는 추상적 사고 훈련을 많이 하는 것이 창조적인 지적 활동을 위한 밑받침이 된다.

학습에 방해가 되는 정신과적 장애의 예방 및 적절한 치료가 필요하다: 학습에 방해가 되는 정신과적 장애에는 여러 가지가 있다. 특히 지능지수가 낮은 정신지체나 학습에 집중하는 것이 어려운 주의력결핍과잉행동장애 ADHD가 있는지 살펴보아야 한다. 그리고 지능은 정상인데 읽기나 쓰기 같은 어느 분야의 공부가 어려운 특수 학습장애가 있지 않나 살펴보아야 한다.

🍃 두뇌 발달에 도움이 되는 영양소와 함유식품

콜린 choline : 집중력, 기억력 증대 및 창의성 향상. 함유식품은 달걀, 우유, 브로콜리, 양배추, 콩, 등 푸른 생선, 마늘, 양파, 부추 등.

오메가 3 : 두뇌 기능 활성화 및 뇌세포를 구성하는 역할. 함유식품은 올리브유, 고등어나 참치 등 제철 생선.

비타민 C : 두뇌를 맑게 하고 지능을 발달시킴. 함유식품은 김치, 고추, 귤, 배추, 무, 콩나물, 두부, 비지 등.

비타민 B : 두뇌 속 화학 전달 물질을 만들어내고 사고력 증진. 함유식품은 곡류, 현미, 보리쌀, 요구르트, 달걀노른자 등.

행동문제
산만한 아이에 대한 치료

🐛 산만한 아이에 대한 치료에서 꼭 알아야 할 점

　의학적으로 산만한 아이의 문제는 뇌에 기질적인 문제가 있는 질병으로 본다. 따라서 병원에서는 뇌의 기질적인 변화를 일으키기 위한 약물치료를 가장 중요하게 여긴다.

　약물치료는 산만한 아이의 70% 이상에서 매우 효과가 있다. 현재 미국의 한 지역에서는 전체 학생의 6%가 약물치료를 받고 있을 만큼 미국에서는 산만한 아이의 약물치료가 널리 사용되고 있다. 일단 약물치료를 시작하면 2년 이상 지속해야 하는데, 아이의 기질을 변화시키고 문제행동을 교정하는 효과가 크다.

인지행동치료와 학습치료

산만한 아이는 대개 충동적이고 생각보다 행동이 앞서기 때문에 인지행동치료로 문제행동을 교정해주어야 한다. 인지행동치료란 행동하기 전에 먼저 생각하고, 충동적으로 행동했을 때 그 결과가 어떠할 수 있는지 미리 생각하게 하는 훈련이다.

산만한 아이들은 글씨를 제대로 쓰지 못하는 쓰기장애, 수 개념이 있는데도 계산을 쉽게 틀리는 산수장애가 흔히 동반된다. 따라서 학습장애가 동반되는 경우 학습치료를 병행해서 실시해야 한다.

부모가 어떻게 해야 하는가

집에서는 하루의 생활계획이 잘 짜여 있어야 하고 일관성 있는 부모의 태도가 중요하다. 하루 계획표를 세워서 벽에 붙이고 자주 검토하여 일과를 일정하게 만든다. 숙제하기 전에는 나가서 놀게 한다든지 어느 정도 몸을 움직이게 해주어야 한다.

집중력이 필요한 활동은 아이가 할 수 있을 만큼만 시키고 오랫동안 앉아서 해야 하는 일은 피해야 한다. 힘과 공격성을 순화시킬 뿐 아니라 자존심을 높이고 능력을 드러낼 수 있는 활동을 찾아 권해야 한다. 산만한 아이들은 대개 많이 움직이는 체질이므로 수영이나 태권도, 무용과 같은 신체 활동을 많이 권장한다.

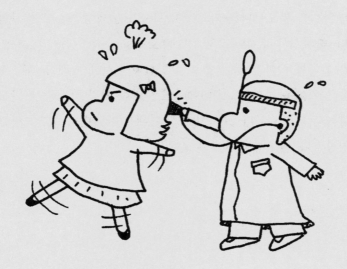

집에서 하는 인지행동치료

인지행동치료는 충동적인 행동을 하기 전에 잠시 멈추고, 대인 관계에서 보고 듣는 기술을 훈련하는 것이다. 아이가 어떤 문제행동을 할 때에는 부모가 아이의 생각하는 과정을 말로 들려주어서 충동적이지 않은 생각을 하고 행동하게 미리 보여주는 것이다.

행동치료로 제시간에 학교 가기, 숙제 하기 등과 같은 목표행동을 한 가지 정해서 그 목표를 성취하도록 하고, 점차적으로 목표를 넓혀간다. 행동치료를 할 때는 즉각적인 보상 보상 스티커 붙이기, 약속한 선물 주기 등 이 주어져야 한다.

교사의 도움이 필요하다

산만한 아이는 부모보다는 학교에서 교사가 문제행동을 쉽게 파악할 수 있다. 따라서 치료에도 교사가 많은 도움을 줄 수 있다. 되도록 인원이 적은 학급에 속하는 것이 좋고, 산만한 아이에게 방해가 되는 잦은 변동을 삼가도록 하며, 교실 내에서도 산만한 외적 자극을 덜 받도록 배려하는 것이 중요하다. 교사가 항상 옆에서 지도 감독하고 잘하는 행동을 칭찬할 수 있도록 한다.

행동문제
산만한 아이에
대한 이해

주의력결핍과잉행동장애는 어떤 병인가

산만한 아이 문제가 질병으로 분류되어 치료가 시작된 지는 얼마 되지 않는다. 역사적으로 보면 1900년 초에 버릇없고 자제력이 부족한 아이들에 대해 관심을 가지기 시작했고, 1917년 미국에서 전국적으로 뇌염이 발생하면서 뇌염을 앓은 아이들이 후유증으로 산만한 증상을 보이면서 산만한 행동을 뇌기능의 장애로 여기게 되었다. 그 후 1970년경에 산만한 아이에 대한 다각적인 연구가 시행되었고, 1980년경이 되어서야 주의력결핍과잉행동장애 ADHD: Attention Deficit Hyperacitivity Disorder 가 정신과 진단 분류에 포함되었다. 현재 ADHD는 선천적이고 기질적인 문제로 정확한 진단과 치료가 필요한 질병으로 간주되고 있다.

🐌 얼마나 자주 발생하는가

미국에서 행해진 조사에 의하면 공립초등학교에 재학 중인 아동의 약 6%가 약물치료 중으로 발생빈도가 높을 뿐 아니라 실제 치료를 받고 있는 아이들도 적지 않다. 전반적으로 발병률은 5~10%이고 남자가 여자보다 6배 정도 많이 발생하고 있다. 여자의 발병률이 남자에 비해 낮지만 일단 발병하면 증상이 훨씬 심하게 나타나는 특징이 있다.

🐌 산만한 아이의 핵심 증상

산만한 아이는 첫째, 주의력이 떨어지고, 둘째, 과잉행동장애를 보이며, 셋째, 충동적이다. 교실에서 주의력이 지속되지 못하고, 특히 재미없는 과제에 대하여 주의력이 떨어진다. 따라서 고학년이 되면서 지능에 비해 학습이 떨어지는 학습장애가 생길 수 있다. 어려서부터 지나치게 활발하게 움직이고 쉽게 다치며 부주의해서 자주 실수를 한다. 말이나 행동을 충동적으로 하고, 차례를 지키지 못하며, 쉽게 화를 내는 모습을 보인다. 이런 특징은 자라면서 대인관계에 문제를 가져와 사회성이 부족한 원인이 된다.

이 밖에도 산만한 아이는 눈을 깜빡이고 킁킁거리는 틱 장애나 야뇨증, 강박증 등을 함께 겪기 쉽다. 집중력이 떨어져서 학습부진이나 불안증 같은 증상이 쉽게 동반되기도 한다.

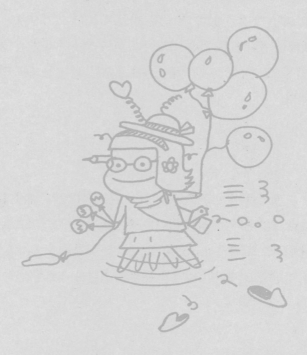

🐋 산만한 아이의 학습문제 특징

산만한 아이는 주의력이 떨어지기 때문에 책을 읽을 때 조사나 줄을 빠뜨리고 읽는 특징이 있다. 소근육 발달이 늦어 쓰기장애도 동반되는데 글씨체를 알아볼 수 없을 정도이다. 산수장애가 동반된 경우에는 덧셈을 뺄셈으로 하는 등 계산을 할 때 실수가 잦아 문제를 정확하게 풀지 못한다.

🐋 산만한 아이에 대한 이해

산만하고 활동적인 아이들을 처음에는 버릇없이 자라 자제력이 부족한 아이들로 생각했다. 그러나 현재는 유전적 또는 선천적으로 나타나는 병적인 현상으로 평가하고 있다. 산만함은 다양한 문제가 있는 복합질병이며, 다양하고 세밀한 평가를 통해서 진단과 치료를 받는 것이 중요하다.

🐋 어느 정도 산만해야 병적일까

아이들은 자라면서 흔히 산만한 기질을 보인다. 특히 3~5세의 남자 아이들은 어느 정도 산만한 행동을 보여야 정상적이라고 할 만큼 산만한 행동이 흔하다. 하지만 이 나이에도 행동이 지나쳐 난폭하다든지 과잉행동으로 쉽게 다친다든지 하면 병적으로 보아야 한다. 따라서 소아정신과에서는 일정한 기준에 따라 지나친 행동특징을 나타낼 때 산만한 아이로 진단 내린다.

♥ 주의력결핍과잉행동장애의 진단기준 ♥

[주의력 결핍]

1. 학교 수업이나 일 혹은 다른 활동을 할 때, 주의 집중을 하지 못하고 부주의해서 자주 실수를 한다.
2. 과제나 놀이를 할 때 지속적으로 주의 집중하는 데 자주 어려움이 있다.
3. 다른 사람이 앞에서 말할 때 잘 귀 기울여 듣지 않는 것처럼 보인다.
4. 한 장소에서 끝까지 지시에 따라서 하던 일을 끝마치지 못한다(학교 활동이나 집안일, 숙제 등).
5. 과제나 활동을 체계적으로 하는 데 어려움이 있다.
6. 지속적인 정신적 노력을 필요로 하는 과제를 하기를 회피하고 싫어하거나 안 하겠다고 저항한다.
7. 과제나 활동을 하는 데 필요로 하는 것들(장난감, 숙제, 연필, 책 등)을 자주 잃어버린다.
8. 외부 자극에 의해 쉽게 주의가 분산된다.
9. 일상적인 활동에서 자주 부주의하다.

* 위 항목 중 6개 이상의 항목을 6개월 이상 지속적으로 보인 경우 진단 내림.

[과잉행동 충동성]

1. 가만히 앉아 있지를 못하고 손발을 계속 꿈틀거린다.
2. 수업시간이나 가만히 앉아 있어야 하는 상황에서 자리에서 일어나 돌아다닌다.
3. 상황에 맞지 않게 과도하게 뛰어다니거나 기어오른다.
4. 조용히 하는 놀이나 오락 활동에 참여하는 데 자주 어려움이 있다.
5. 마치 모터가 달려서 돌진하는 것처럼 계속적으로 움직인다.
6. 말을 너무 많이 한다.
7. 질문을 끝까지 듣지 않고 대답해버린다.
8. 자주 자기 순서를 기다리지 못한다.
9. 자주 다른 사람을 방해하고 간섭한다(대화나 게임하는 데 불쑥 끼어듦).

* 위 항목 중 6개 이상의 항목을 6개월 이상 지속적으로 보인 경우 진단 내림.

[적대적 반항]

1. 심하게 짜증을 낸다.

2. 부모나 다른 어른들과 말씨름을 자주 한다.

3. 어른의 지시나 규칙을 따르지 않고 반항한다.

4. 다른 사람을 일부러 귀찮게 집적거린다.

5. 자신이 저지른 실수나 잘못을 남의 탓으로 돌린다.

6. 다른 사람에 의해 쉽게 과민한 반응을 보이고 짜증을 낸다.

7. 자주 화를 내고 분개한다.

8. 자주 앙심을 품는다.

* 위 항목 중 6개 이상의 항목을 6개월 이상 지속적으로 보인 경우 진단 내림.

[품행]

1. 자주 다른 사람을 못살게 굴거나 위협한다.

2. 자주 먼저 싸움을 건다.

3. 다른 사람에게 신체적인 상해를 입힐 수 있는 물건을 사용한 적이 있다
   (방망이, 벽돌, 깨진 병, 칼, 총 등).

4. 사람들에게 신체적으로 잔인하고 무자비하게 한 적이 있다.

5. 동물에게 신체적으로 잔인하고 무자비하게 한 적이 있다.

6. 다른 사람의 지갑이나 금품을 강탈한 적이 있다.

7. 고의적으로 남에게 피해를 주기 위해 불을 지른 적이 있다.

8. 다른 사람의 물건이나 재산을 고의적으로 부순 적이 있다.

9. 다른 사람의 집이나 차를 부수고 들어간 적이 있다.

10. 자주 책임을 회피하거나 이득을 얻기 위해 거짓말을 한다.

11. 비싼 물건을 훔친 적이 있다.

12. 자주 부모의 말을 어기고 밤늦도록 집에 들어오지 않는다.

13. 적어도 두 번 가출한 적이 있다(혹은 집을 나가서 오랫동안 돌아오지 않
    은 적이 한 번 있다).

14. 학교에 자주 무단결석을 한다.

* 위 항목 중 6개 이상의 항목을 6개월 이상 지속적으로 보인 경우 진단 내림.

소아정신과에서 주의력결핍과잉행동장애 진단 내리기

　병원에서는 산만한 아이의 진단을 위해서 우선 부모와 아이를 면담하고 행동 평가를 위한 설문조사 부모와 학교 교사가 실행함를 한다. 그리고 인지검사와 집중력검사 같은 의학적인 검사를 통해 진단을 내린다.

부모와 아이 면담하기

　우선 부모를 통해 아이의 행동문제를 알아보고 가장 문제가 되는 행동이 무엇인지 알아야 한다. 학교와 학습, 가정과 부모와 관련된 문제를 알아야 하며, 특히 부모와 아이와의 상호관계에 대해서 자세한 면담이 이루어진다. 부모와 자녀 간의 상호작용에 대해서는 다음과 같이 부모 면담이 이루어진다.

♥ 부모와 논의할 사항 ♥

자녀와의 상호작용 전반에 대해 질문한다.

1. 다른 아이들과 같이 놀 때

2. 숙제를 할 때

3. 세수나 목욕을 할 때

4. TV를 볼 때, 집에 손님이 있을 때

5. 다른 집에 갔을 때

6. 공공장소(식품점, 백화점 등)에 갔을 때

7. 아버지가 집에 있을 때와 어머니와 둘이 있을 때

8. 잘 시간

9. 기타 다른 상황(자동차 안, 교회 등)

♥ 각 상황에 대한 질문 ♥

1. (각 상황에서) 문제가 있다고 보십니까?

   (문제가 있다면 2~9까지의 질문에 답할 것)

2. 그 상황에서 댁의 자녀의 어떤 행동이 가장 신경에

   거슬립니까?

3. 그런 문제가 생겼을 때, 어떻게 조치하십니까?

4. 그러면 댁의 자녀는 어떻게 합니까?

5. 문제가 지속된다면, 다음 단계에서 어떻게 하시겠습니까?

6. 이렇게 실랑이를 한 후 대체로 어떻게 결말이 납니까?

7. 이런 문제들이 얼마나 자주 일어납니까?

8. 이런 일이 있을 때 어떤 기분이 드십니까?

9. 이 문제를 얼마나 심각하게 생각하는지 0부터 9까지

   숫자로 평가해 보십시오 (0: 문제가 안 됨, 9: 심각한 문제).

질문지를 통한 문제행동 평가하기

면담과 함께 또 하나의 중요한 평가 방법은 질문지를 통한 평가들이다. 대부분 산만한 행동들이 얼마나 자주 심하게 나타나는가 하는 것을 평가하는 것으로, 부모나 교사가 작성하여 평가하지만 아이들도 자기 보고형 질문지를 사용할 수 있다.

의학적 검사 및 객관적 검사 방법

면담과 설문지 조사에 이어 병원에서는 집중력 검사와 지능 검사, 신경심리 검사를 실시한다. 집중력 검사는 시각적·청각적 방법을 이용하여 컴퓨터로 특정한 기호나 숫자가 빠른 속도로 나타나도록 하면서 제대로 반응했는지 여부를 측정하여 진단 내린다. 지능 검사도 언어지능과 공간구성 능력 및 주위산만성 여부를 평가하기 위하여 실시한다. 지능 검사로 학습장애 또는 정신지체를 구분할 수 있는 이점도 있다.

행동문제
산만한 아이를 방치하면 정서장애 부른다

산만한 아이의 우울증

산만한 아이는 행동이 부산하고, 어떤 일을 할 때 집중하지 못하며, 언행이 충동적인 것이 특징이다. 즉 과잉행동, 집중력 부족, 충동성의 세 가지를 함께 가지고 있는 것이 산만한 아이 주의력결핍과잉행동장애 의 특징이다.

이러한 특징 외에도 산만한 아이들 상당수가 반항적이거나 거친 행동을 같이 보이고 있다. 또 어린이 강박증이나 눈을 깜빡이거나 헛기침 소리를 내는 틱 장애, 밤에 소변을 못 가리는 야뇨증도 같이 나타나는 경우가 많다. 불안증이나 우울증도 보인다. 이것은 산만한 아이에 대한 주위의 이해 부족으로 이차적으로 발생하는 경우가 많다.

🐌 부모의 이해 부족이 우울증 만들 수도 있다

산만한 아이가 문제행동을 보일 때 부모는 보통 야단치거나 벌을 주는 방법으로 아이를 다룬다. 그러나 산만한 아이는 야단을 맞고도 언제 그랬냐는 듯이 같은 행동을 반복한다. 부모의 입장에서는 더욱 화가 나서 야단치고 벌주는 빈도가 늘어나지만 아이의 문제행동에는 변화가 없다. 부모가 계속적으로 야단치는 것은 아이들의 자신감과 자존감을 떨어뜨려서 아이가 우울증에 빠질 위험성을 높이는 것이다.

🐌 산만한 아이, 집중력이 떨어지는 아이

학습력을 높이기 위해서는 어느 정도의 지능과 학습동기가 필요하지만 이에 못지않게 중요한 것이 집중력이다. 특히 초등학교 저학년에서는 집중력이 학습에 큰 영향을 미친다. 따라서 성적이 향상되길 원한다면 자녀의 집중력에 문제가 없는지 살펴보아야 한다.

집중력이란 어떤 한 가지 일에 정해진 시간 동안 지치지 않고 몰두할 수 있는 능력이다. 보통 사람은 자신이 좋아하고 즐기는 일을 할 때는 지치지 않고 몰두하지만 흥미를 크게 느끼지 못하는 일에 대해서는 집중력이 떨어진다.

하지만 이 차이가 정도 이상으로 심해서 만화책을 읽거나 게임을 할 때는 몇 시간을 지치지 않고 하지만 수업시간이나 혼자 공부하는 시간에는 10분도 앉아 있지 못하고 움직이는 아이들이 있다. 이런 아이들이 학습에 문제가 생기는 것은 당연한 일이다

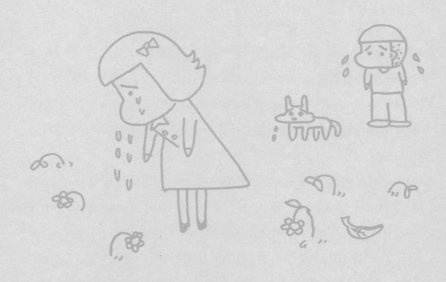

산만한 아이는 어떤 특징이 있나

산만하고 부산한 아이는 한 가지 일에 집중하지 못하고 주위에서 작은 소리가 나면 더욱 부산해진다. 환경에서 오는 작은 자극에도 민감하게 반응을 보이는 것이다.

특히 남자 아이들에게 이런 경향이 강한데 이런 아이들은 대개 지나치다 할 정도로 씩씩하다. 겁이 없어 높은 곳에서 뛰어내리고, 좌우를 살피지 않고 찻길을 뛰어 건너는 위험한 행동을 한다. 또 여기저기 몸에 상처도 많은 편이다. 이런 아이들을 살펴보면 영리하고 머리도 좋은 것 같은데 공부할 때 자주 실수하고 귀담아듣지 않아 쉽게 잊어버리는 경우가 많다.

왜 집중력이 떨어질까

지나칠 정도로 산만하다면 그 이유가 무엇일까? 아이가 지나치게 산만하고 정신없이 움직인다면 부모 마음에는 '도대체 왜 그럴까' 하는 의문이 생긴다. '임신 중에 스트레스를 받아 그런 걸까, 아니면 아기 때 잘못 키워서 정서불안이 된 것은 아닐까' 하고 여러 가지 생각을 하게 된다.

그러나 산만한 행동을 하는 원인은 유전이나 부모의 잘못된 양육 때문이 아니다. 집중력이란 주위에서 주어지는 여러 가지 자극 중에서 꼭 필요한 자극에 대해 의도적으로 집중할 수 있는 능력이다.

현재까지 여러 가지 연구로 밝혀진 것은 산만한 아이는 외부에서 주어지는 여러 자극 중에 필요 없는 자극을 거르고 꼭 필요한 자극에만 집중할 수 있는 능력이 덜 발달되어 생기는 것으로 본다. 따라서 집중력이 떨어지는 것은 발달 도중에 생길 수 있는 일시적인 문제이다. 사춘기가 되어 많은 아이들에게 산만한 행동이 줄어드는 것은 자라면서 뇌가 성숙해지기 때문이다.

산만한 것도 치료를 받아야 하는 병일까

산만한 것을 병으로 생각하게 된 것은 약 50년 전이다. 당시에 세계적으로 뇌막염이 유행하면서 많은 사람들이 목숨을 잃었다. 하지만 살아남은 사람들은 가만히 있지 못하고 안절부절못하며, 한 가지 일에 집중을 하지 못하는 행동을 보였다. 그래서 혹시 뇌에 이상이 생긴 것이 아닐까 해서 뇌 촬영 검사나 뇌파 검사를 해보았지만, 아무런 이상을 발견할 수가 없어 주의력결핍증이라고 부르게 된 것이다. 그리고 이후에 뇌막염을 앓지 않고 태어난 아이들에게 이런 비슷한 문제가 보여 이런 아이들을 '주의력결핍과잉행동장애'라고 부르고 의학적인 치료를 시작했다.

우리나라에서는 1970년대에 소아정신의학이 소개되면서 '주의력 결핍증' 아이들을 병원에서 치료하기 시작했다. 그러나 당시에는 아이가 산만한 것이 병이라고 생각하는 부모는 거의 없었기 때문에 치료를 제대로 받는 경우가 드물었다.

❧ 산만한 아이에게 병원에서는 어떤 치료를 하나

병원에서 집중력 검사 결과 '주의력결핍과잉행동장애'란 진단을 내리면 우선 약물치료를 실시한다. 이 약물은 중추신경 자극제로 산만한 아이의 신경근육긴장을 풀어준다. 75%에서 효과가 있고 조기 발견할 경우 상당히 경과가 좋다. 약물치료는 증상에 따라 6개월 내지 수년이 필요하다. 이 약물은 상당히 효과가 좋고 안전하기 때문에 안심하고 사용할 수 있다.

학교에서도 아이가 눈에 띄게 차분해졌다고 하는 경우가 많다. 어른이 된 후 어린 시절에 약물치료를 한 경우와 하지 않은 경우를 조사한 결과^{역추적 조사}, 약물치료를 받은 경우가 사회적으로 더 성공한 성인이 되어 있었다고 한다.

❧ 집중력이 떨어지는 아이를 집에서 도와주는 방법

학교나 집에서 환경을 조정해주는 것이 필요하다. 우선 학교에서는 교사의 도움을 받아서 아이를 되도록 앞자리에 앉히도록 한다. 앞자리에 앉혀 교사가 자주 이름을 불러 주의를 환기시키는 것이 도움이 되기 때문이다. 그리고 움직이는 체질이므로 심부름을 시키거나 칠판을 닦도록 시켜서 자주 움직이게 해주는 것이 좋다.

집에서 아이의 방은 조용하고 가구가 많지 않아야 한다. 장난감도 모두 장 속에 보관해서 보이지 않도록 하고, 필요할 때 한 가지만 꺼내서 쓰도록 한다. 숙제나 공부하는 시간은 20분 정도로 짧게 잡고, 쉬었다가 또 하는 식으로 반복해서 한다. 그리고 한 번에 한 가지씩만 과제를 내주고 여러 가지를 동시에 시키지 말아야 한다.

부모들은 산만한 아이일수록 서예나 바둑같이 차분하게 하는 취미가 도움이 된다고 생각하기 쉽지만 이것은 잘못 알고 있는 것이다. 산만한 아이에게는 태권도나 수영 같은 활동적인 취미생활을 통하여 신경근육을 이완시켜주는 것이 집중력 향상에 도움이 된다.

♥ 어떤 경우에 병적일 정도로 산만한 것일까 ♥

☞ 아이의 산만한 행동이 병적인 정도인가를 부모나 교사가 체크해볼 수 있다.

* 0: 전혀 없음, 1: 약간, 2: 상당히, 3: 아주 심함

1. 차분하지 못하고 지나치게 활동적이다.　　0　　1　　2　　3

2. 쉽게 흥분하고 충동적이다.　　0　　1　　2　　3

3. 다른 아이들에게 방해가 된다.　　0　　1　　2　　3

4. 한 번 시작한 일을 끝내지 못하고, 주의 집중 시간이 짧다.

　　0　　1　　2　　3

5. 늘 안절부절못한다.　　0　　1　　2　　3

6. 주의력이 없고 쉽게 주의가 분산된다.　　0　　1　　2　　3

7. 요구하는 것은 금방 들어주어야 한다. 그렇지 않으면 쉽게 좌절한다.

　　0　　1　　2　　3

8. 자주 또 쉽게 울어버린다.　　0　　1　　2　　3

9. 금방 기분이 변한다.　　0　　1　　2　　3

10. 화를 터뜨리거나 감정이 격해지기 쉽고, 행동을 예측하기 어렵다.

　　0　　1　　2　　3

*점수를 모두 더해서 15점 이상이면 병적인 정도로 보아야 한다.

행동문제
산만한 아이의
문제행동 다루기

산만한 아이의 문제행동을 가장 잘 알고 또한 가장 잘 다루어야 할 사람은 부모이다. 그런 의미에서 문제행동을 가장 잘 치료할 수 있는 치료사도 부모인 셈이다. 그런데도 산만한 아이의 행동에 대해 무엇을 어떻게 해야 할지 모르는 부모가 많다. 부모가 아이의 문제행동에 대해 상담을 요구할 때도 구체적인 문제행동에 어떻게 대처해야 하는지 물어오는 경우가 대부분이다. 그러나 아이의 문제행동을 없애는 특별한 방법이 있다기보다는 부모도 잘 알고 있는 것을 어떻게 실천하는가가 중요하다.

산만한 아이의 학습태도에 관여된 특징적인 문제행동을 살펴보고 부모가 집에서 아이를 도울 수 있는 방법을 알아보자.

주의력이 떨어지고 산만한 아이는 대개 행동이 부산하고 다른 사람의 말을 듣지 않기 때문에 부모의 입장에서는 아이를 기르는 일이 여간 힘들지 않다. 부모들은 아이가 문제행동을 보이면 대개 야단을 치거나 벌을 주는 방법으로 아이를 다룬다. 하지만 산만한 아이는 야단을 맞고도 언제 그랬냐는 듯이 같은 행동을 반복하기 때문에 부모는 더욱 어려움을 느낀다.

산만한 아이의 문제행동을 다루는 방법에 대해 여러 연구가 행해졌는데, 현재까지 집이나 학교에서 가장 효과가 있다고 판단되는 것 중의 하나가 행동요법이다. 행동요법이란 잘하면 상을 주고 잘못했을 때는 벌로 불이익을 주는 것이다. 행동요법을 할 때는 상과 벌을 아이와 함께 정하고, 계약서를 쓰는 등 부모가 일관되게 반응을 보여야 한다. 각 가정의 분위기에 맞추어 융통성 있게 상과 벌을 정해서 꾸준히 실시하면 문제행동을 없애는 데 상당히 효과가 있다.

산만한 아이의 문제행동은 집에서도 문제가 되지만 사실 학교에서 더욱 문제가 된다. 그래서 부모보다도 교사가 아이의 문제를 더 빨리 발견한다. 산만한 아이의 문제행동 중 특히 초등학교 저학년에서 많이 나타나는 문제는 학교에서 보이는 산만한 행동이다.

수업시간에 떠들고 교사의 지시를 제대로 따르지 않기 때문에 수업을 방해하고 친구들에게 피해를 준다. 흔히 이런 아이들은 교실 내에서 문제아동으로 낙인찍히기 때문에 친구들에게 따돌림을 당하기도 한다. 교실에서 자리에 앉아 있지 못하고 수업시간에 돌아다닐 정도로 산만한 아이들은 교사의 도움이 꼭 필요하다.

산만한 아이일수록 앞자리에 앉히는 것이 좋고 교사가 이름을 불러주어 주의를 환기시키는 것이 공부에 집중하는 데 도움이 된다. 칠판을 닦게 하거나 심부름을 시켜서 수업 중에도 몸을 움직이게 하면 산만한 행동이 오히려 줄어들 수 있으므로, 교사에게 부탁을 해두는 것이 좋다.

쉬는 시간에는 교실에 있기보다는 운동장에서 뛰어놀도록 하고 수업 시작 전에는 5분 정도 가만히 앉아서 흥분을 가라앉히는 것도 도움이 된다.

외출 시에 지나치게 흥분하고 소란스러워진다

음식점이나 공연장 같은 공공장소에서 한자리에 오랜 시간을 앉아 있지 못하고 왔다 갔다 하며 움직이거나 소리를 질러 주위를 소란스럽게 하는 아이가 있다. 이 경우 부모의 특별한 주의가 필요하다.

아이와 함께 식당이나 공공장소에 갈 때는 외출한다는 것을 미리 알려주고 얌전하게 행동할 것을 약속한다. 공공장소에서 산만한 행동을 하면 주의를 주고 아이가 관심을 끌 만한 다른 이야기를 해서 자리에 앉게 한다. 그래도 산만한 행동이 중단되지 않을 때는 같이 밖으로 나가거나 해서 그 상황에서 벗어나도록 해야 한다.

산만한 아이는 주위의 새로운 자극에 지나치게 민감한 반응을 보이는 것이 특징이므로 아이가 과도하게 흥분하지 않도록 미리 주의를 주고 지나친 반응을 감독하는 것이 중요하다.

🐋 부모의 말을 듣지 않고 자기 고집대로 한다

산만한 아이의 또 다른 특징은 지시를 잘 따르지 않고 자기 고집대로 한다는 점이다. 부모의 말을 귀담아 듣지 않고 시키는 일을 하지 않고, 때로는 시키는 일과 반대되는 일을 하기도 한다. 이런 경우 대다수의 부모는 아이가 반항한다고 생각하지만, 반항한다기보다는 내면에서 올라오는 충동적인 행동을 참지 못하는 것이라고 할 수 있다.

따라서 산만한 아이에게 어떤 일을 시킬 때는 여러 가지 일을 동시에 시키지 않는 것이 좋다. 산만한 아이는 여러 가지 지시를 동시에 따라서 하는 것이 다른 아이들에 비해 어렵기 때문이다. 일을 시킬 때는 집안에서 중요한 책임을 맡고 있다는 느낌이 들도록 하는 것이 좋다.

아이에게 어떤 일을 시킬 때는 단순하게 말하고, 당장 말을 듣지 않는다고 해서 비난하지 말아야 한다. 또한 아이가 부모에게 말을 할 때 자녀의 말을 무시하지 않는 것이 중요하다. 부모가 자녀의 말을 무시하면 자녀도 다른 사람의 말을 무시하게 된다.

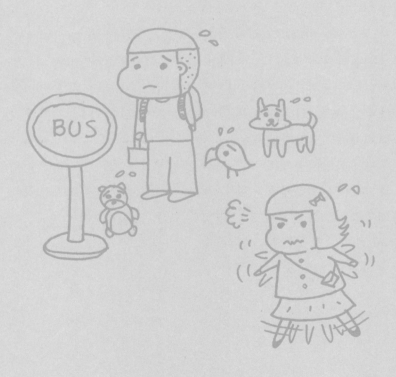

산만한 아이는 행동이 지나치게 활발하고 부산하며 집중력이 짧다. 그리고 충동적이기 때문에 작은 자극에도 과민한 반응을 보이고, 쉽게 화를 내고 흥분을 잘한다. 아이가 쉽게 화를 내고 잘 싸우려 한다면 우선 주위에 아이를 자극하는 환경이 없는지 살펴보아야 한다. 형이나 동생 또는 친구가 짓궂게 굴거나 아이를 자극하지 않는지 잘 관찰해야 한다. 만약 주위에서 아이를 화내게 하는 일들이 일어난다고 판단되면 이것을 적극적으로 막아주고 줄여주어야 한다.

아이가 부모 앞에서 부모의 일에 끼어들어 부모의 말 한 마디에 쉽게 흥분한다면 대개의 부모는 화를 내거나 야단을 칠 것이다. 하지만 이런 태도는 오히려 신경질적인 반응을 보이는 본보기가 될 뿐이다. 따라서 부모 스스로가 화가 나는 상황을 유머로 넘긴다거나 감정적인 반응을 자제하고 말로 기분을 풀거나 하는 좋은 본보기를 보여야 한다.

부모가 아이에게 형제나 친구들과의 경쟁심을 너무 강조하거나, 부모의 기대에 완벽하게 부응해야 한다는 압력을 준다면 아이가 반복해서 좌절감을 느껴 화를 내고 신경질적이 되는 것도 당연한 일이다.

정서문제
도벽이 있는아이

🐛 **도벽은 몇 살 때부터 나타나는가**

아이들이 남의 물건을 훔치는 것은 주변에 버려진 쓸모없는 학용품 따위를 주워 오는 것에서부터 의도적으로 남의 돈이나 귀중품을 훔치는 것까지 다양하다. 심하게는 청소년들이 집단으로 가게에서 물건을 훔치거나 차를 훔치는 것 같은 행동을 보일 수도 있다.

이렇게 아이들의 도벽은 다양하게 나타날 수 있고 아주 어린 나이에도 나타날 수 있다. 그러나 아이가 자신의 것과 남의 것을 구분할 수 없는 나이에는 남의 물건을 가지고 온다고 해서 도벽이라고 할 수는 없다. 소유 개념이 생기고 남의 물건을 구별할 수 있는 나이라면 훔치는 버릇이 생길 수 있다. 유치원기에는 드물지 않게 나타나며 경제적 환경이 부족하다고 느끼면 초등학교 저학년에도 흔히 나타난다. 도벽이란 모든 아이가 자라면서 한 번쯤 경험할 수 있는 문제인데, 이럴 때 부모가 어떻게 다루고 또 아이가 스스로 느끼는 유혹을 어떻게 다루는가에 따라서 도벽이 지속될 수도 있고 없어질 수도 있다.

🐚 6세 이전의 도벽

초기 아동기에는 자신의 소유물이란 확실한 인식이 없기 때문에 남의 물건을 가지고 온다고 해서 도벽이라고 할 수는 없다. 이때는 아이에게 나쁜 일을 했다는 자기비하의 감정이 들지 않도록 지나치게 야단치지 않는 것이 중요하고, 부모와 함께 반드시 물건을 돌려주어서 소유 개념을 가르쳐야 한다.

🐚 6세 이후의 도벽

6세 이후에 도벽이 있는 아이는 남의 물건을 훔치는 것을 몰래 하려고 하고, 숨기고, 발각되었을 때 이를 부인한다. 부모 입장에서는 아이에게 도벽이 있다는 것을 발견하면 흥분해서 꾸짖고 범죄인 취급을 하여 아이에게 수치심을 느끼게 하는 게 보통이다. 하지만 아이에게 지나치게 죄책감을 심어주는 것은 현명한 일이 아니다. 부모는 도벽이란 결코 용인되지 않는 행동이라고 말해주고, 훔친 물건을 주인에게 되돌려주어야 한다고 가르쳐야 한다.

❧ 청소년기의 도벽

청소년기에는 자의식이 커지고 감수성과 독립성의 요구가 증가한다. 따라서 정서적으로 불안하며 부모에게서 소외되는 느낌을 가지고 외로워하는 시기이다. 이때 부모와 또래 친구들과 적절한 관계를 맺지 못하면 애정 결핍을 느끼며, 이것이 도벽의 원인이 될 수 있다. 청소년기에는 친구에 대한 질투나 친구에 대한 원망으로 친구의 물건을 훔칠 수도 있다. 아동기부터 공격적이고 충동적인 행동을 보이던 아이가 청소년기에 비행행동의 하나로 혼자 혹은 친구들과 어울려서 도벽을 보일 수도 있다. 이런 경우는 어린 시절부터 공격적이고 충동적인 성향을 조절해주어서 청소년기의 비행을 예방하는 것이 중요하다.

❧ 도벽을 일으키는 정신적인 이유

단순한 호기심이나 일시적 충동으로 남의 것을 훔친 경우에 커다란 범죄로 취급하는 것은 옳지 않다. 그러나 소외받은 아이가 사람과 물건을 동일시해서 돈으로 친구를 사려고 돈을 훔치는 버릇을 보일 수도 있다. 이런 경우엔 도벽보다 소외받은 마음을 치료해야 할 것이다. 부모가 다른 형제를 편애한다고 생각해서 주의를 끌려고 도벽을 보이는 아이들도 있다. 이런 경우엔 마음이 배고픈 상태이다. 부모는 작은 일에도 아이를 칭찬해주어야 한다. 사춘기가 되어 가출, 무단결석, 거짓말, 환각제 흡입 등의 문제행동과 함께 도벽을 보이는 청소년들도 있다. 이런 경우엔 성인이 되어서 반사회적 인격 장애자가 될 우려가 있으므로 조기에 전문가의 도움을 받도록 해야 한다.

도벽이 있는 아이는 부모와의 관계에서 충분한 애정 표현이 있는지, 밖에서는 친한 친구가 있는지 살펴보아야 한다. 부모가 친구 사귀기를 도와주어야 하며, 용돈은 또래 친구들과 같은 수준으로 주어야 한다. 부모가 이웃들과 잘 사귀고, 이웃들과 비슷한 수준의 문화생활을 하는 것도 중요하다. 공격적이고 비양심적이며 책임감 없고 도벽이 있는 어른의 경우, 애정이 부족하고 안정감이 없는 어린 시절을 보낸 경우가 흔하다.

🐾 도벽이 있는 경우 부모가 어떻게 도와주나

초등학교 4학년 아이가 새하얗게 질린 얼굴로 진찰실에 들어왔다. 아이보다 더 하얗게 질린 얼굴을 한 엄마의 말로는 아이가 학교에서 친구의 학원비 5만 원을 훔쳤다는 것이다. 아이 엄마는 용돈도 꼬박꼬박 주고 엄마가 자랄 때와 비교하면 무엇 하나 모자란 것 없이 해주는데 왜 이런 일이 생기는지 이해가 되지 않는다고 했다.

먹고 입는 것이 이전 시대에 비해 지나치게 풍족한 가운데 자란 아이들이 남의 돈이나 물건을 훔치는 이유는 무엇일까. 아주 어렸을 때는 내 것, 남의 것을 구별하는 판단력이 없기 때문에 남의 집에서 마음에 드는 물건을 쉽게 집어 들고 올 수가 있다. 이럴 때는 내 것 네 것을 구별하는 소유 개념을 가르치고 집어 온 것을 부모와 같이 가서 돌려주도록 해야 한다. 또 6세가 지나서 소유 개념이 확실히 생긴 후에 훔치는 버릇을 보인다면 '세 살 버릇 여든까지 간다'는 도벽에 물들지 않게 심리적 이유를 잘 살펴서 고치도록 해야 한다.

아이에게 도벽이 있다는 것을 발견하면 아이에게 이것을 이야기하고 어디서 가져왔는지 알아내고 돌려주어야 한다. 부모가 쉽게 거짓말을 받아들이면 도벽을 용서하는 것으로 간주하기 때문에 도벽에 대한 거짓말을 받아주지 않아야 한다. 물건을 가져왔으면 부모와 함께 돌려주고 학교에서 친구의 물건을 가져왔으면 교사가 돌려주는 것이 이롭다. 이때 공개적으로 창피를 주는 것은 삼가야 하고, 다만 도벽이 허용되지 않는다는 것을 분명히 한다.

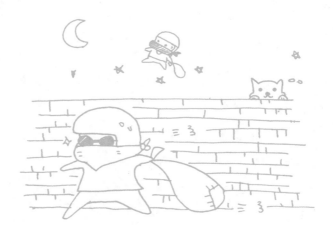

정서문제
거짓말하는
아이

　초등학교 1학년 아이가 새 학기 반장 선거에서 반장으로 뽑혔다고 집에 와서 큰 소리로 자랑을 했다. 엄마는 기뻐서 회사에 있는 아빠에게 전화하고 경사났다고 친척들에게도 모두 알렸다. 그런데 다음 날 알고 보니 모두 아이가 꾸며낸 거짓말이었다. 엄마는 속은 것이 분하고 화도 나지만 아이가 자라서 사기꾼이라도 되지 않을까 걱정이 돼 아이를 병원에 데려왔다. 아이는 거짓말하면 경찰이 잡아가고 교도소에 간다는 엄마의 말에 두려운 얼굴로 엄마 눈치만 본다. 이 아이는 어떤 마음으로 엄마에게 거짓말을 했을까?

아이가 거짓말을 하는 이유

이 아이의 거짓말은 자기가 바라고 부모도 무척 바라던 반장이 되고 싶다는 마음의 표현이다. 부모를 기쁘게 하기 위한 악의 없는 거짓말인 셈이다. 이 경우 의사는 양심이 생기기 전에 아이들이 하는 거짓말은 큰 문제가 아니라고 부모를 안심시킨다. 그리고 아이는 거짓말로 부모를 기쁘게 해주지 못한다는 것을 알게 되었기 때문에 다시는 거짓말을 하지 않을 것이다.

아이들이 거짓말을 하는 심리는 여러 가지다. 늑대와 양치기 소년의 이솝 우화에서처럼 남의 관심을 끌기 위해 금방 탄로 날 거짓말을 하는 아이들이 있다. 부모나 형제, 친구들이 밉고 질투심을 느껴 고의로 말을 꾸미는 아이들도 있다.

병적인 거짓말

이유 없이 상습적으로 거짓말을 반복하는 아이는 문제가 있는 아이다. 이런 아이는 대개 도벽이 있고 학업에 흥미도 없다. 성격문제나 정서문제로 인해 병적인 거짓말을 반복하는 아이는 전문가의 도움을 받아야 한다. 아이들이 옳고 그른 것을 구별하는 도덕성은 나이가 들면서 키처럼 자라는 것이다. 그리고 아이들의 도덕교육에 가장 큰 영향을 미치는 사람은 부모이다. 부모가 번번이 거짓말하는 모습을 보이면서 아이들에게 정직이 최선의 방책이라고 가르칠 수 있을까?

정서문제
반항적이고
난폭한
아이

🐲 반항장애 아동이란

아기 때부터 고집이 세고 말을 잘 듣지 않는 성격의 아이가 있다. 초
등학교에 가서는 선생님의 말을 노골적으로 듣지 않고 말대답하고, 심
하게는 반말까지 한다. 마치 어른들이 화낼 일을 골라서 하듯 심술 사
나운 태도를 보인다. 무얼 시키면 "싫어, 안 해"하고, 무얼 물으면 "모
른다"고 한다. 이런 아이는 학교에서 선생님에게 반항하고 친구들에게
따돌림을 당하는 등 앞으로 학업이나 사회생활 모두에서 문제가 커질
것이 분명하므로 병원을 찾아야 한다.

파괴적이고 공격적인 행동을 노골적으로 보이지는 않지만 어른들에
게 심하게 반항하고 말을 듣지 않는 아이들이 있다. 자주 화를 내고, 어
른들과 말다툼하며, 지시나 규칙을 따르지 않고, 다른 사람이 화낼 일
을 하고, 심술을 부리며, 복수심이 강한 아이들은 반항장애가 있는 아
동으로 진단 내려진다.

🐾 반항적인 아이 다루기

미운 일곱 살인 유치원생이 보이는 반항이나 사춘기 청소년이 보이는 반항적인 태도는 부모에게서 정서적으로 독립하기 위한 정상적인 행동이다. 그러나 어려서부터 집안에서 고집 세고 말을 잘 안 듣는 아이가 자라면서 학교나 집 밖에서도 반항적인 태도를 보인다면 빨리 치료를 받아야 한다. 반항장애의 가장 큰 원인은 자기주장이 강한 아이의 개성 때문이다. 전체 어린이의 10%는 이런 기질을 타고난다고 하니 '힘들고 다루기 어려운' 자녀를 둔 부모는 다른 부모보다 더 인내심을 가지고 아이를 다뤄야 한다.

거친 아이는 엄격한 체벌로 다루기보다 스포츠 등 경쟁적 놀이에 힘을 발산케 해야 한다. 전설적인 미국 야구계의 홈런왕 베이브 루스는 지금도 많은 미국인들의 사랑을 받고 있다. 하지만 그는 어린 시절에 나쁜 친구들과 어울려 패싸움도 하고 절도와 가출을 일삼은 말썽꾸러기 문제아였다. 그런 그가 정열과 공격성을 야구에 쏟으면서 최고의 야구 선수로 성공할 수 있었다.

🐾 난폭한 아이 다루기

아이들이 자라서 사춘기가 다가오면 부모들의 걱정이 커진다. 혹시 나쁜 친구들과 어울려 잘못을 저지르지 않을까? 친구들에게 따돌림이나 폭행을 당하지 않을까 하고 근심하게 된다. 유별나게 공격적이고, 친구들을 잘 때리고, 화가 난다고 물건을 부수는 행동을 보이는 아이들이 있다. 이렇게 어려서부터 거칠고 난폭한 기질을 보이는 아이들은 대부분 사나운 부모 밑에서 맞고 자라거나 경제적으로 열악한 환경에서 자란 경우이다.

따라서 난폭한 아이는 사춘기 이전에 치료와 도움을 받는 것이 비행청소년 예방에 중요하다. 난폭한 행동이 정신병의 초기 증상이나 우울증 때문에 나타나거나 사고로 인한 뇌손상으로 생길 수도 있기 때문에 전문가에게 보여서 구별해야 한다. 또한 집중력이 떨어지고 산만한 아이가 자라면서 충동적이고 난폭한 문제행동을 보이는 비행청소년이 될 수 있기 때문에 산만한 아이에 대한 조기치료도 중요하다. 거친 아이들은 그러한 공격성을 덜 파괴적이고 좋은 방향으로 돌리는 활동, 예를 들면 경쟁적인 놀이나 스포츠 경기에 힘을 실컷 쓰고 발산하게 하는 것도 좋은 방법이다.

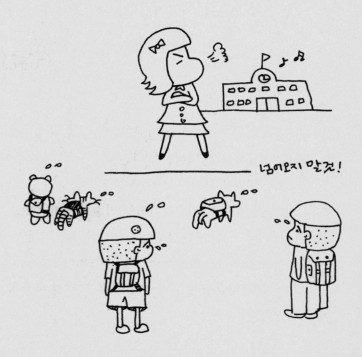

넘의먼지 말것!

정서문제
공격적인
아이

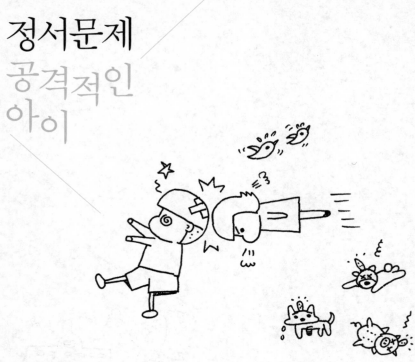

🐾 공격적인 아이란

공격성이란 다른 사람에게 신체적·정신적으로 상처를 주는 것이다. 공격적인 성향을 가진 아이는 별다른 이유 없이 다른 아이들을 때리고 신체적으로 공격을 하거나, 시비를 걸거나 욕을 하는 정신적인 공격을 가한다. 어린 시절에 이런 공격적인 기질을 강하게 보이는 아이는 자라서 도벽이나 가출, 무단결석이나 파괴적 행동, 약물 복용과 같은 반사회적 행동을 보이는 비행청소년이 될 수 있다. 성인이 되면 반사회적인 범법행위를 일삼는 성격 장애인이 될 수 있기 때문에 어린 시절 예방이 중요하다.

부모가 아이를 지나치게 방임하거나 이유 없이 적대적으로 대하는 교육 태도를 취하면 아이는 무책임해지고 공격적이 되기 쉽다. 아무 규제 없이 허락하거나 아이의 행동에 대해서 무조건 윽박지르는 것은 자녀의 공격성을 자극하는 행동이다. 사람은 좋은 경험으로 인한 행복감을 느끼면 자신이나 다른 사람에게 우호적이 되고 공격성이 줄어든다. 따라서 자녀의 행복감을 높이도록 노력해야 한다. 운동을 시키거나 몸을 움직일 수 있는 기회를 만들어 긴장 에너지를 발산시키고 공격성을 줄이도록 한다. 차분한 음악을 듣는 것도 공격충동을 완화하는 효과가 있다.

부모는 아이의 바람직하지 않은 행동은 무시하고 바람직한 행동은 칭찬해주어야 한다. 적대적이고 공격적인 행동의 결과가 어떻게 될 것이라는 것을 설명해주어서 아이에게 사회적 판단력을 길러주도록 한다. 분노감정을 해소할 수 있는 놀이 활동을 권하도록 한다. 펀치로 두드리거나 그림으로 표현하기, 전쟁놀이 같은 것도 도움이 된다. 어려서부터 다른 사람에 대한 관심과 동정심을 기르도록 하고 이타심을 가르쳐야 한다. 애정결핍으로 인한 욕구불만이나 충족되지 않은 욕구가 있나 찾아본다. 부모의 따뜻한 사랑이 공격성에 대한 가장 좋은 해독제임을 명심한다.

♥ 공격적인 아이의 진단 기준 ♥

1. 실제로 사람이나 동물에게 해를 끼친 적이 있는지?

2. 위협이 심각한 정도인지?

3. 무기를 사용한 적이 있는지?

4. 약물 복용, 뇌손상 또는 기질적인 뇌손상 증후가 있는지?

5. 판단력 손상과 충동성이 있는지?

* 위 문항 중 3개 이상의 항목을 6개월 이상 지속적으로 보인
  경우 진단 내림.

정서문제
학교에 가지 않으려는 아이
- 분리불안

❧ 분리불안이란

분리불안이란 유치원이나 학교에 가기 위해서 부모와 집을 떠나야 할 때 심하게 불안증상을 보이는 것이다. 심하게 떼를 쓰고 울고 매달릴 뿐 아니라, 학교 갈 때가 되면 머리가 아프다거나 배가 아프다는 신체증상을 보인다. 이때 자세히 물어보면 애착 대상인 부모에게 어떤 일이 생겨서 다시는 만나지 못할 것 같다든지 본인에게 나쁜 일들, 즉 유괴를 당하거나 사고를 당하는 일 등이 생겨서 부모와 다시 못 만날 거라고 지나친 걱정을 하는 경우가 많다.

아이가 처음으로 집을 떠나 유치원이나 어린이집에 갈 때 부모와 떨어지지 않으려고 심하게 떼를 쓰거나 우는 것은 발달과정상 자연스러운 현상이다. 하지만 초등학생이 되어서도 집을 떠나는 것을 지나치게 두려워하고 또 이런 새로운 상황에 적응하는 것이 2주 이상이 지나도 계속되는 경우에는 도움이 필요한 상태로 보아야 한다.

🐾 분리불안의 원인

아이들이 분리불안을 보이는 원인으로 가장 흔한 것은 부부불화 같은 가족 내 갈등이 있거나 가족 중 누군가 죽거나 다치거나 하는 일로 인해 엄마가 우울해지는 것이다. 이런 경우 엄마가 안정된 사랑을 아이에게 줄 수 없는 상황이 되어 문제가 생긴다.

부모가 아이를 지나치게 걱정하거나 과잉보호를 하는 경우에도 아이가 바깥에서의 행동에 수동적이 되고, 대인관계에서 지나치게 부끄러움이 많은 아이가 될 수 있다.

분리불안은 불안한 애착을 보이는 가족에 흔한데, 불안한 애착을 가지고 있는 가족은 아이가 집을 떠나는 것을 위험한 것으로 간주하는 경우가 많다. 이런 가족은 아이가 자유성을 포기하고 집에 있을 때만 안전을 유지하고 보호할 수 있다고 생각한다. 불안한 애착을 보이는 가족의 아이는 부모에게 지나치게 집착하여 밖에서는 부끄러움이 많고 수동적이지만 부모에게는 매달리고 부모를 들볶는 태도를 보인다.

🐾 분리불안 다루기

아이가 자라면서 자율성에 대한 욕구가 생기고, 학교에서 친구와 사귀고, 옥외활동에 즐거움을 충분히 느낄 수 있다면, 정상적인 불안증도 쉽게 극복할 수 있다. 이때 중요한 것은 부모의 태도인데 자녀가 부모를 떠나 바깥세상에서 생활하는 것에 부모가 확실한 신뢰를 보여야 한다.

아이가 분리불안을 보인다 해도 아이를 꼭 학교에 보내야 한다. 결석

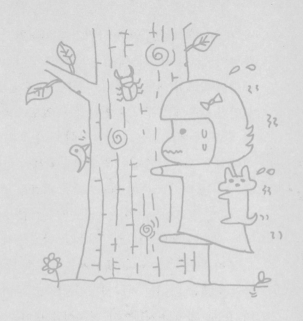

을 계속할수록 친구들과 사귀기가 어려워지고 시험이나 숙제에 대한 부담이 가중되기 때문에 점점 더 학교에 가기 싫어진다. 부모는 등교에 대해서 확고한 태도를 취해야 한다. 학교 선생님과도 협력해서 심하게 불안한 경우에는 부모와 연락할 수 있도록 하고 아이를 안심시켜야 한다. 등교 후에도 다른 불안증상이 나타날 수 있으므로 가족 전체가 아이에 대한 기본적인 불안을 없애도록 해야 한다. 부모가 바깥일에 관심을 가지는 것이 도움이 될 수 있다. 치료를 일찍 받을수록 경과가 좋고 분리불안을 보이는 아이는 어른이 되어서도 다른 불안장애나 공포증을 갖는 경우가 많으므로 조기에 치료 받도록 해야 한다.

분리불안을 보이는 가족에게는 부모의 태도 변화가 중요하다. 분리불안을 갖는 아이는 자라서도 소심하고 무미건조한 성격이 되기 쉬우며 대인관계에서 지나치게 의존심을 보이는 경우가 많다. 따라서 가족 전체에 불안을 일으키는 요인을 찾아서 불안 수준을 낮추고 가족 구성원의 적응력을 높이는 것도 중요하다.

정서문제
어린이 신경성 위장병과 학교 거부증

🐾 자꾸 배가 아프다고 하는 어린이 신경성 위장병

초등학생 여자 아이가 배가 자주 아프다고 한다. 소아과에서 검사도 하고 약도 먹여보지만 며칠 후면 다시 배가 아프다고 한다. 늦둥이인 남동생이 태어난 후로 아프다는 소리가 잦아졌다. 아이들뿐 아니라 어른들의 경우에도 '생각만 하면 골치가 아프고' '사촌이 땅을 사면 배가 아픈 것'은 불쾌한 감정이나 스트레스가 신체의 자율신경계에 영향을 미쳐 통증으로 나타나는 예이다. 대개 병원에서 신경성이라고 하면 꾀병과 비슷하다고 생각하지만 실제로 통증을 느끼는 것이 꾀병과는 다르다. 배가 아프다고 내과를 찾는 성인 환자의 40%가, 그리고 복통으로 소아과를 찾는 어린이의 10%가 신경성 위장병이다. 아이가 아프다고 하는 것은 부모의 즉각적인 관심을 끄는 가장 손쉬운 방법일 것이다.

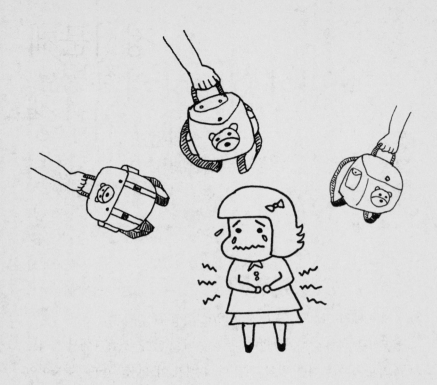

🐾 신경성 위장병을 가진 아이들의 심리

새로 태어난 동생에게 빼앗긴 부모의 관심을 끌기 위해서뿐만 아니라 학교 가기 싫고 공부하기 싫어서, 즉 부담스러운 일에서 벗어나고 싶을 때도 배가 아파온다. 표현력이 부족한 경우 불안이나 무서움을 "가슴이 답답하고 머리가 아프다"는 신체증상으로 드러낼 수도 있다. 따라서 일단 검사결과 신경성으로 밝혀지면 더 이상의 검사나 내과적 진찰은 피해야 한다. 지나친 검사는 오히려 복통을 지속시키기 때문이다. 부모는 아이의 아프다는 소리에 별 관심을 두지 말고 무시하도록 한다.

어린이 신경성 위장병은 아이가 불쾌한 감정을 느낄 때나 부모의 사랑과 관심이 멀어졌을 때 가장 많이 보인다. 따라서 부모는 배가 아프다고 할 때가 아닌 다른 상황에서 아이에게 관심과 애정을 충분히 표현한다. 또한 아이와 대화를 통해 불쾌함을 느끼는 원인과 그 기분을 말로 표현하도록 도와주어야 한다.

🐾 학교 거부증은 엄마에 대한 불안으로 생긴다

아침마다 학교 갈 때면 머리가 아프다, 배가 아프다고 하면서 학교에 가지 않으려는 아이들이 있다. 이런 경우 부모는 아이가 병이 난 것은 아닌지 걱정이 되어 아이를 병원에 데리고 온다. 그러나 병원에서 아무런 신체적 이상이 발견되지 않는 경우엔 학교 가기 싫은 병, 즉 분리불안장애를 의심하게 된다.

예전에는 아이들이 학교에 가지 않으려는 이유를 단순히 학교 선생님이 무섭거나 친구가 괴롭혀서 생긴 학교에 대한 공포 때문이라고 보고, 학교 공포증 또는 학교 거부증이라고 명명하였다. 그러나 최근에는 학교에 가지 않으려는 보다 근본적인 원인이 부모와 떨어지는 것을 두려워하는 마음 분리불안 때문이라는 것이 밝혀졌다. 이런 아이들을 억지로 학교에 보내면 부모와 함께 학교에 가려고 한다거나 학교에서 집으로 전화를 수시로 하는 등 부모에 대한 걱정이 많은 것을 알 수 있다. 또 이런 아이들은 면담 중에 엄마가 집을 나가지 않을까, 엄마가 병에 걸리거나 죽지 않을까 하는 걱정을 많이 드러낸다.

학교 거부증에 대한 치료

학교에 가지 않으려는 이유가 불안증 때문인 것이 확실해지면 부모는 아이를 단호하게 학교에 보내야 한다. 아이가 병이라도 들지 않을까 걱정하는 부모의 태도는 아무런 도움이 되지 않는다. 그리고 행동치료로서 부모가 학교에 데려다주는 거리를 조절하는 것도 한 방법이다. 첫 일주일은 교실 문 앞까지, 다음 주엔 교문 앞까지 하는 식으로 아이와 미리 약속하고 같이 계획을 세우고 행동치료를 실시하면 효과적이다. 소아정신과에서는 약물치료를 병행하여 치료한다. 때로는 정신과 입원이 필요할 정도로 심각한 아이들도 있다.

정서문제
같은 행동을 반복하는 어린이 강박증

🐳 강박증이란

아이들은 자라면서 엉뚱한 생각과 행동을 할 때가 있다. 길을 걷다가 보도블록의 갈라진 곳을 밟으면 재수 없는 일이 생긴다고 생각한다든지, 짝을 맞추어 숫자를 세다가 맞지 않으면 다시 세기도 한다. 또 숫자가 잘 들어맞으면 운이 좋은 것이고, 맞지 않으면 운이 나쁜 것이라고 생각하기도 한다. 이런 행동은 초등학생이 되면서 많이 나타나는데 쓸데없는 물건을 모으거나 우표나 카드, 돌, 딱지 따위를 많이 모으려고 하는 것도 같은 이유에서이다. 이렇게 자라면서 생기는 정상적인 강박증은 어린 시절에 누구나 한 번씩 경험하는 것이다.

그러나 이런 행동이나 생각이 지나쳐서 본인이 하기 싫은데도 같은 행동을 반복하게 되어 생활에 불편을 느낄 정도라면 치료가 필요한 상태로 보아야 한다. 병적인 강박증의 가장 흔한 증상은 손을 반복적으로 씻기, 문 잠근 것을 다시 확인하기, 물건을 순서대로 정리하기 등이다. 이유 없이 나쁜 일이 생길 것 같은 두려움을 갖거나 성적이고 공격적인 생각을 반복해서 하는 아이들도 있다.

아이들에게 강박증이 생기는 심리적인 이유는

자라면서 더 크고 넓어진 세상에 대한 불안 때문이다. 가정의 울타리를 넘어 학교, 친구, 낯선 사람들 사이에서 느끼는 불안을 스스로 다루려고 만들어내는 버릇이라고 보아야 한다. 아이들은 자라면서 부모가 완벽하지 않다는 것을 알게 된다. 그리고 사랑하는 부모형제를 다른 한편으로는 미워한다는 죄책감이 원인이 될 수도 있다. 따라서 정상적으로 생기는 일시적인 강박증적 버릇은 자라면서 성숙하고 융통성 있는 생각을 갖으면서 줄어든다.

어린이 강박증에 대한 치료

병적인 강박증은 학업생활이나 대인관계에 큰 문제를 일으킬 수 있고, 치료하지 않으면 우울증이 생길 수도 있다. 따라서 불안을 줄이고 스스로 다룰 수 있는 정신치료가 필요하다. 최근엔 뇌신경 연결회로 이상으로 강박증이 생긴다고 보고 뇌신경 이상에 대한 약물치료도 같이 실시하는데, 강박증으로 생기는 불안을 완화시키는 데 효과가 크다. 집에서는 불안을 없애고 대인관계에서 즐거움을 느낄 수 있는 활동을 권해야 한다. 부모는 아이의 버릇이 어떤 의미가 있는지 이해하는 노력이 필요하다. 죄책감이나 불안을 느끼는 원인이 집 안에 있는지 여부를 살펴보는 것도 필요하다.

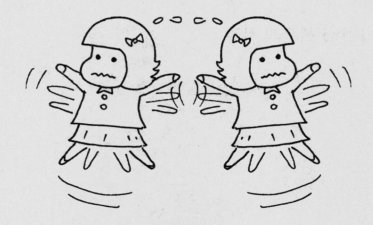

정서문제
음식 거절증
- 신경성 식욕부진증

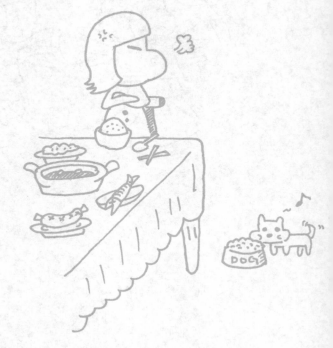

유아기 음식 거절증의 원인

　6개월에서 3세 사이의 유아기 아이가 음식을 거절하거나 몇 가지만 먹거나 조금만 먹는 것은 성장에 심각한 영향을 끼친다. 이런 아이는 신체적으로 잘 자라고 있다고 해도 식사시간에 부모와 갈등이 심해진다. 즉, 음식을 통해 자율성과 통제 사이의 갈등을 나타낸다.

유아기에는 공복감이나 포만감 같은 신체감각과 애정, 분노, 좌절 같은 감정적 느낌이 서서히 구별되기 시작한다. 이때 부모가 지나치게 먹이는 것에 집착하여 식사 시간에 애정이나 분노를 보이면, 아이가 신체적 욕구와 감정적 경험을 분리하지 못하고 먹는 행동을 감정적 느낌으로 느끼게 된다. 지나치게 간섭하려 하고 아이의 모든 것을 부모가 통제하는 경우에 음식 거절증이 잘 생긴다.

음식 거절증은 애착장애이다

음식이란 모자관계에서 보살핌과 애정을 주는 중요한 수단이다. 음식 먹이기를 통해 애정적 관계가 수립된다. 따라서 거식증이란 애착형성이 되지 않아 감정적 발달이 이루어지지 않는 경우에 잘 생긴다. 대개 엄마가 즐거움이 없고, 아이에게 신체적인 자극을 주지 못하고, 아이가 무엇을 원하는지 모르는 경우가 많다. 애착장애 아동의 특징은 음식을 먹은 뒤 잘 토하는 것인데, 이것은 스스로 긴장을 감소하거나 자기자극을 하는 행위라고 볼 수 있다. 이런 아이들은 대개 발달지연이 있고, 사회적 반응이 없고, 힘이 없어 보인다.

애착장애로 인한 성장 지연증의 치료는 첫째, 영양 상태를 개선하고 영양치료를 해야 한다. 둘째, 발달적인 자극을 주고 감정적 결함을 보충해줘야 한다. 아이를 입원시키면 상당히 빨리 호전된다. 셋째, 엄마를 도와 애착관계 형성을 돕는다. 모든 가족을 치료에 동참시키는 것이 좋다.

　사회적으로나 문화적으로 날씬한 몸매를 추구하는 사람들이 많아지면서 식욕부진증 환자가 상당히 증가하고 있다. 특히 사춘기 이전 발병은 사춘기 발달과 성적인 발달이 지연되기 때문에 문제가 된다. 대개 신체장애 왜곡이 있고, 식사에 대해 부모와 노골적인 갈등을 보인다. 가정문제와 가족 간의 갈등도 심하다.

　치료를 위해서는 영양장애에 대한 교정이 필요하며 빈혈, 빈맥, 구강염에 대한 치료가 필요하다. 심각한 내과문제가 있거나 자살의 위험이 있으면 입원치료를 받아야 한다. 불안, 우울, 강박 등 동반증상이 심할 때는 증상에 대한 약물치료가 필요하다. 이상적인 몸무게가 되기 위해 무조건 몸무게를 늘리는 것보다는 치료의 전 과정에 환자가 협조하여 참여하도록 돕는 것이 중요하다.

정서문제
어린이 비만과
정신건강

　　최근에 우리나라의 어린이 비만이 급격히 증가하고 있다. 한 조사에 의하면 남학생의 경우 18%, 여학생의 경우 11%가 비만으로 10명 중 한두 명이 비만아인 것으로 밝혀졌다. 이것은 최근 10년 사이에 10배로 증가한 수치이다.

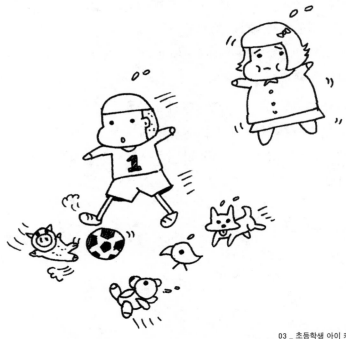

왜 비만 아동이 될까

아이가 비만이 되는 이유는 여러 가지이다. 부모가 비만일 때는 유전적으로 쉽게 비만이 되고, 조금만 먹어도 쉽게 살이 찌는 체질로 태어나는 경우도 있다. 환경적으로는 사회문화적 식습관이 원인이 되어 과도한 영양섭취를 좋은 것이라고 생각하고 아이에게 기름진 음식을 많이 먹이는 경우이다.

어린이 비만이 되는 정신적인 문제는

어린이 비만의 정신적인 문제로는 가족 간, 특히 부모자녀 간의 문제가 있을 수 있다. 아이의 정상적인 발달욕구가 무시되거나 무조건 먹이는 식으로 이 욕구에 대처하는 부모가 문제가 된다. 아이의 입장에서는 사랑과 관심의 결핍을 느낄 때나 긴장을 해소하기 위해 먹는다. 불안하거나 외롭기 때문에 과식하는 경우도 있다.

아이의 정상적인 발달욕구란 나이에 따라서 차이가 있지만 영아기에는 안정적인 애정을 충분히 받는 것, 유아기에는 주변 사물을 탐색하는 용기와 기회를 갖는 것, 아동기에는 부모로부터 정신적으로 분리·독립하는 시도를 하는 것이다. 이런 관계에서 부모가 아이의 욕구를 이해하고 융통성 있게 대처해야 하는데 그렇지 못한 경우 아이의 욕구가 무시된다.

나이와 키에 비례한 표준체중보다 30% 이상인 고도비만 아동의 상당수는 이미 고혈압, 고지혈증과 같은 성인병을 가지고 있다. 따라서 비만은 심각한 합병증을 일으키는 질병이기 때문에 열심히 치료해야 한다.

아이가 자라면서 성격 형성에 중요한 영향을 끼치는 것 중 하나가 자신의 신체상이다. 신체상이 왜곡되면 자신에 대해 부정적인 생각을 가지게 된다. 비만아동은 친구들에게 놀림을 받고 따돌림당하면서 자존감을 잃고 심리적으로 위축되기 쉽다. 따라서 적절한 체중조절을 통해 신체에 대한 자신감을 높이고 또래의 괴롭힘에 대응하도록 하는 것이 중요하다.

정서문제
어린이 비만
퇴치법

체중감량을 시도한다

표준체중보다 20% 많은 경도비만은 굳이 체중감량을 하지 않고 체중유지를 목표로 한다. 자라면서 키가 커가기 때문에 체중을 유지만 해도 된다. 중등도나 고도비만인 경우 경도비만까지 체중을 줄이는 것을 목표로 해야 한다. 그리고 경도비만의 체중을 유지해 나가는 것이 중요하다. 비만아동의 급격한 체중감소는 오히려 요요현상을 일으킬 수 있기 때문에 한 달에 2~3kg 정도로 서서히 줄인다.

온 가족이 협력해야 한다

저열량식이나 과일, 야채 위주의 식단으로 바꾸어 모든 식구가 동참해야 한다. 형제가 있는 경우 다른 형제도 단 음식이나 기름진 음식을 못 먹게 하고 간식거리도 야채 위주로 바꾸어야 한다.

이상적인 식단은 야채, 과일, 생선을 주로 하는 저열량, 저당질, 고단백 식단이다. 아이에게 밤참이나 패스트푸드를 먹이지 않는다. 어린이 비만 예방은 영아들의 이유식에서부터 시작되어야 한다. 기름진 이유식은 피하고 야채죽이나 과일, 한식 이유식을 먹이고 우유 섭취량이 많은 아기는 물을 먼저 먹이고 우유를 마시게 하는 것도 좋은 방법이다.

규칙적인 운동을 한다

주중에는 매일 1시간, 주말에도 2시간 이상 운동을 하도록 한다. 운동은 쉽고 재미있는 운동으로 부모와 같이 즐겁게 하는 것이 중요하다. 줄넘기나 훌라후프 운동, 주말엔 온 가족이 등산하기 등이다. 운동은 칼로리 섭취 제한과 병행하면 효과가 크다. 예를 들어 햄버거 한 개를 먹을 경우, 수영 30분, 마라톤 13분을 해야 열량이 소모된다.

비만교실, 비만캠프에 참가한다

비만캠프에 참가하여 비만의 신체적 위험에 대한 인식을 높이고 스스로 조절할 수 있는 능력을 가지게 한다. 비만캠프에 참가한다고 당장 살이 빠지는 것은 아니지만 비만에 대해 잘 조절하는 방법을 배운다. 건강한 식사와 체중조절을 위한 활동을 교육받는다. 부모와 함께 참가하고 특히 방학 때 비만학회 등에서 주관하는 어린이 비만 프로그램에 참가하도록 한다. 비만캠프에 참가하면 같은 비만아동 사이에서 동질감을 느끼고, 따돌림이나 놀림이 없어 좋은 친구관계도 경험할 수 있다.

비만아동의 부모는 체중감량이나 규칙적인 운동 프로그램에 아이와 함께 적극적으로 참여해야 한다. 부모와 함께 비만캠프에 참가하고, 식단을 짜고, 운동을 즐겁게 한다면, 훨씬 쉽게 체중조절에 성공할 수 있을 것이다. 또한 비만아동은 대개 학교에서 친구들 사이에서 따돌림에 시달리는 경우가 많다. 따라서 집에서 자신의 신체에 자신감을 가질 수 있게 격려해주고, 또래의 괴롭힘에 대항할 수 있도록 도와주어야 한다.

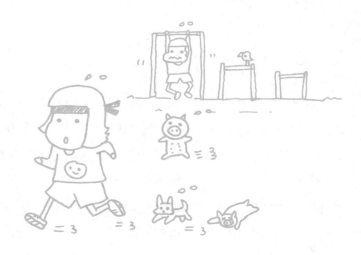

♥ 비만아동 지침서 ♥

1. 하루 세끼를 채소 위주로 꼭 먹는다.

2. TV 시청할 때 간식을 먹지 않는다.

3. 밤참을 먹지 않는다. 배가 고프면 물을 마신다.

4. 채소, 나물, 생선, 과일과 물을 주로 먹는다.

5. 튀긴 음식, 사탕, 초콜릿, 청량음료, 패스트푸드, 인스턴트 음식은 피한다.

6. 미네랄이 함유된 종합비타민을 먹는다.

7. 매일 한 시간씩 운동한다.

8. 2주에 한 번 체중을 기록하여 감량을 확인한다.

정서문제
애완동물과
정신건강

애완동물을 기르는 집이 많아지고 있다. 개나 고양이뿐 아니라 햄스터, 기니피그 같은 동물과 도롱뇽, 녹색이구아나, 거북이, 새, 심지어는 돼지를 애완동물로 키우는 집도 있다. 애완동물을 원하는 이유는 집집마다 다르겠지만, 특히 아이가 원해서 동물을 기르는 경우가 많다.

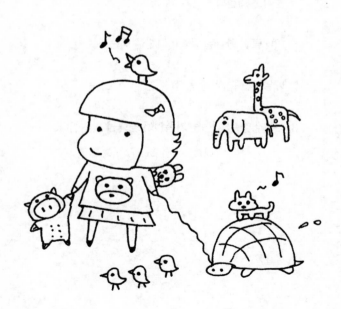

아이들은 호랑이 같은 야생동물에게도 친근감을 보일 정도로 저항감 없이 거의 본능적으로 동물에게 반응을 보인다. 그래서 아이들과 대화할 때 동물 이야기를 하면 쉽게 친해질 수가 있다. 어떤 동물을 좋아하는지, 그 이유가 무엇인지, 만약 동물로 변신한다면 어떤 동물로 변신하고 싶은지 물어서 심리를 파악하기도 한다.

애완동물을 친구로 느끼고 정을 주고받는 것은 다른 생명체와 따뜻한 정을 나눌 수 있게 되는 것을 뜻한다. 그래서 소심한 아이, 정서적인 고립이 심한 아이에게 애완동물은 반응을 일으킬 수 있도록 하는 좋은 수단이 될 수 있다. 또 독자로 혼자 자라거나 부모와 함께 지내는 시간이 부족한 맞벌이 부부의 자녀들에게 애완동물은 친구로서 큰 위로를 줄 수 있다.

한편 항상 누군가에게 보살핌을 받는 입장에 있는 아이가 스스로 동물을 키우는 일을 하는 것은 보람과 성취감, 책임감을 일깨우는 좋은 경험이 될 것이다. 그러므로 애완동물을 키울 때는 아이에게 반드시 해야 할 일을 준다.

애완동물을 선택할 때는 부모가 일방적으로 정하지 말고 아이와 함께 의논하는 것이 좋다. 기르면서 먹이 주는 일, 목욕 시키는 일 등의 책임을 주고 부모는 지도 감독을 하는 것이 교육적이다. 아이들이 애완동물을 키우며 느끼는 점과 애완동물에 대한 애정표현을 할 때 귀 기울여 주고 공감해주는 것 역시 부모가 해야 할 중요한 일이다.

3세 전 유아나 영아는 다른 생명체가 자신과 구별되어 존재한다는 인식이 부족하다. 따라서 애완동물을 장난감 정도로 여길 수 있고 또

강아지에게 물릴 수도 있다. 그러므로 단순하게 관찰이 가능하고 또 쉽게 먹이를 줄 수 있는 동물로 금붕어나 거북이 같은 동물을 기르는 것이 좋다. 강아지나 고양이 같은 보살핌이 필요한 동물은 아이가 유치원에 들어갈 정도가 되었을 때 선택하는 것이 좋다. 소극적인 성격의 아이에게는 조용히 관찰할 수 있는 동물을, 적극적인 아이에게는 함께 뛰어놀 수 있는 활발한 동물이 좋을 것이다.

🐾 청소년과 애완동물

애완동물을 기르는 일은 신체적·정신적으로 급격한 변화를 겪으면서 정서적 혼란에 빠지기 쉬운 청소년들의 정서안정에도 도움이 된다.

보호소에 수감되어 있는 비행청소년을 상대로, 면담 도중 그 자리에 개가 있었던 경우와 없었던 경우를 비교한 연구에 따르면 개가 옆에 있었던 경우 청소년들은 덜 긴장하고 자신의 감정과 상실 경험의 어두운 부분을 스스로 드러낼 수 있었다고 한다.

정서적 혼란을 잘 느끼는 청소년에게 애완동물은 부모에게 털어놓기 어려운 비밀을 나눌 수 있는 친구가 되고, 자신만의 공간에서 애정을 쏟을 수 있는 대상이 되어 정신건강에 도움이 된다.

최근 애완동물 매개요법^{PET치료}으로 자폐증이나 정신분열증 환자에게 동물과 같이 놀게 하여 치료적 효과를 시험하는 연구가 활발히 진행 중이다. 체온이 느껴지는 몸을 쓰다듬으면서 본능적으로 편안하고 즐거운 감정을 갖는 것은 정신치료적인 자극이 되기 때문이다.

아이들에게만이 아니라 심한 고립감을 느끼는 노인들에게도 애완동물은 많은 도움이 된다. 배신과 세파에 시달린 노인들에게 주인을 변함없이 따르고 좋아하는 애완견은 상당한 정서적·심리적 안정감을 주는 존재가 될 수 있다.

현재 우리나라에는 애완견만 170만 마리 이상으로 인구 셋 중 한 명은 애완동물을 기르고 있는 것으로 추정된다. 정서적 공백이 심한 현대인들에게 애완동물은 가족의 일원이 되어 있는 상태이다. 그러나 애완동물에게 지나치게 애정을 쏟거나 무조건적으로 의존하는 것은 정상적인 가족관계나 친구관계를 막을 수도 있으므로 주의해야 한다. 애완동물이 인간관계를 완전히 대체할 수는 없다. 애완동물이 필요하면 할수록 가족 간의 친밀함과 정서적인 유대를 높이려고 노력해야 한다.

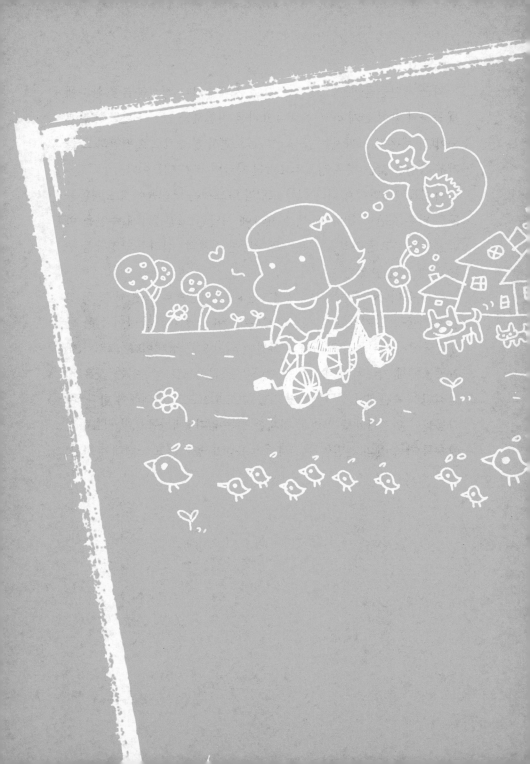

04

부모의 역할

바람직한 부모의 마음가짐 ♥ 자녀교육에서 아버지의 역할 ♥ 이혼, 사별가정에서의 자녀양육 ♥ 어머니의 우울증이 자녀에게 미치는 영향 ♥ 옛날과 현재의 부모노릇 ♥ 직장여성과 자녀교육 ♥ 아이의 정신건강에 영향을 끼치는 부모의 태도 ♥ 부모가 이혼할 때 ♥ 재혼가정의 자녀교육 ♥ 다문화가정의 자녀교육

바람직한
부모의 마음가짐

🐾 부모로서 자신감을 갖자

결혼 후 자식을 낳은 젊은 부모들은 자녀 양육에 큰 부담을 느낀다. 예전 대가족하에서는 어린 시절부터 아이를 기르는 모습에 익숙했지만 요즘과 같은 핵가족하에서는 자녀 양육에 대한 경험이 부족하기 때문에 부모의 역할이 더욱 어렵게 느껴지는 것이다.

하지만 결혼 이전에 자녀 양육의 경험이 부족하다 해도 일단 부모가 되고 나면 자신이 부모의 역할에 대해 많이 알고 있다는 것을 깨닫는다. 부모의 역할을 배우는 것은 자신이 아이였을 때 어떻게 다루어졌는지가 가장 기본이 된다. 자녀를 키우는 일을 지나치게 두려워하거나 걱정할 필요는 없으며, 자녀를 있는 그대로 사랑하고 만족해야 한다. 아이가 커갈수록 부모는 자녀에게 많은 기대와 미련을 갖게 되는데, 자녀가 갖고 있지 않은 것에 대해서는 미련을 가지지 말아야 한다.

아이들은 전적으로 인정을 받으면 자신의 능력을 최대한 발휘한다. 인정받지 못하면 자신감을 잃고 자신의 능력을 충분히 사용할 수 없게 된다. 따라서 자녀를 있는 그대로 믿고 인정하는 것이 가장 바람직한 부모의 태도이다.

자유롭게 키울 것인가, 엄격하게 키울 것인가

대개의 부모가 자녀를 양육하면서 자기가 자랄 때 교육 받은 대로 키우는 태도를 취한다. 엄격하게 자란 부모가 자녀에게 엄격한 태도를 취하는 것은 쉬운 일이다. 하지만 어린 시절에 엄격하게 자란 부모가 자신이 그렇게 자란 것에 불만을 가지고 자녀를 자유롭게 기른다면 자기 기준이 없기 때문에 망설이게 되고 일관성이 없어진다. 이상적으로는 자연스러운 엄격함이 바람직하지만, 아이가 행복하게 자라는 한 예절과 고분고분한 행동, 정리 정돈하는 습관을 가르치는 엄격함은 아이에게 해를 끼치지 않는다.

지나치게 위압적이고, 아이의 의사를 무조건 반대하고, 나이와 개성을 인정하지 않는 심한 엄격주의는 아이를 무기력하고 개성 없으며 비굴한 아이로 만들 수 있다. 반대로 너무 자유롭게 키워서 아이 마음대로 할 수 있는 분위기를 만들었다면, 부모가 자신도 모르는 사이에 자녀 양육에 대해 소심해지고 자녀에게 죄책감을 느끼는 경우가 많다.

자녀 양육에서 지나친 자기희생과 열중은 아이에게 해롭다. 부모도 사람이며 아이에게 요구 사항이 있다는 것을 인정해야 한다. 육아는 가장 힘든 일 중 하나이고, 기질적으로 더 키우기 힘든 아이도 있다는 것을 알아야 한다. 부모의 적당한 분노가 자연스럽게 겉으로 드러나는 분위기 속에서 아이들이 마음을 더 편히 가질 수 있으므로, 부모가 자신의 감정을 숨기지 말고 인정하는 것이 필요하다.

🐛 부모가 유독 한 자녀를 미워하는 경우는

자녀를 키우면서 자녀에 대해 걱정하는 것은 당연하다. 하지만 임신 준비가 되지 않은 상태에서 아이를 낳았다든지, 임신과 출산 시기에 집안에 좋지 않은 일이 겹쳤다든지, 아들을 원하는데 딸을 낳았다든지 하는 경우에는 아이를 미워할 수 있다. 또는 아이가 부모 자신의 결점을 보여주는 것 같은 경우에도 자녀를 미워할 수 있다. 반대로 이에 대한 죄책감을 느껴 아이에게 지나치게 많은 것을 허용해도 아이에게 나쁜 영향을 미친다. 유독 한 아이가 미운 경우에는 부모에게 이런 심리적인 원인이 있지 않은지 스스로 잘 살펴보아야 할 것이다.

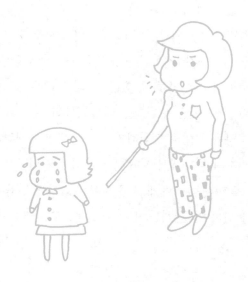

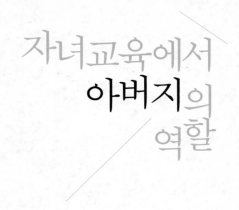

자녀교육에서 아버지의 역할

흔히 자녀교육이란 어머니의 책임이라고 생각하고, 아버지의 역할은 중요하지 않다고 생각한다. 하지만 자녀교육에서 아버지의 역할은 분명히 따로 있다. 특히 남자 아이는 아버지를 통해서 남성다움을 배우고 장차 남성으로 자랄 수 있는 사회성이 길러진다.

아버지가 직업적인 이유로 자녀양육에 무관심하면 자녀에게 어떤 영향을 끼칠까? 우선 남자 아이들에게서는 아버지의 남성 모델로서의 역할에 공백이 생겨 어머니가 절대적인 권위를 갖게 되고, 남자 아이들이 여성적인 경향으로 바뀔 수도 있다. 여자 아이들의 경우에는 아버지를 통해 아버지와 같은 멋진 남성을 생각하는 여성다움을 배우는 것인데, 아버지가 부재할 경우 이런 여성다움을 배우지 못하고 남성적인 여자 아이가 될 수도 있다. 따라서 양성 모두 성역할에 혼돈이 올 수 있다. 자라서도 결혼관계에서 남녀역할의 적응이 어렵고 자신의 자녀를 양육하는 데도 어려움이 생기는 악순환을 가져온다.

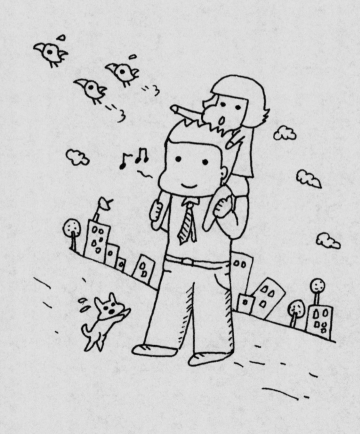

남자 아이의 성격형성에 아버지가 미치는 영향은

남자 아이의 성 발달에서 아버지와 좋은 관계를 갖는 것은 대단히 중요하다. 특히 4~5세 이전에 아버지와 얼마나 친밀한 관계를 가지는가는 남자 아이의 성격형성에 중요한 영향을 미친다.

아버지가 적극적이며 능동적인 경우에는 아버지를 통해서 남성적 행동을 배우게 된다. 아버지가 부재하거나 아버지가 지나치게 수동적인 경우에는 남자 아이가 여성적인 경향을 보일 수 있다. 반면 남성상에 대한 과잉보상으로 남자 아이가 자라서 과장되게 남성적인 행동을 보일 수도 있다.

아버지가 없다는 건 어떤 경우인가

어느 가정에서든 아이들은 어느 정도 아버지의 부재를 경험하고 있다. 직업적으로 아버지가 너무 바쁘거나 다른 지방에서 지내거나, 이혼이나 별거로 지속적으로 또는 드문드문하게 아버지의 부재를 경험한다. 같은 집에 살아도 의미 있는 부자관계를 가지지 못하는 것도 마찬가지이다. 따라서 집에서 아버지와 함께 지내는 시간도 중요하지만 부자관계에서 아버지의 역할은 아버지가 얼마나 적극적이며 남성적인 모델이 될 수 있는가 하는 것이다.

이혼, 사별
가정에서의
자녀양육

ᕤ 양쪽 부모가 있는 것이 유리하다

여자 아이든 남자 아이든 양쪽 부모가 모두 있는 것이 사회적으로나 심리적으로 건강한 성인으로 자라는 데 훨씬 유리하다. 아이가 자라서 남성 또는 여성이란 주체성을 가지고 이성을 사랑하고 결혼하는 것은 부모의 결혼생활을 보고 모방하고 동일시함으로써 가능한 것이다. 특히 3세 이후 사춘기까지 부모 한쪽이 없다는 것은 아이 입장에서는 상당히 불리한 조건이 될 수 있다.

ᕤ 홀부모 가정의 아이라고 모두 문제가 있는 것은 아니다

사별이나 이혼으로 부모가 헤어지거나, 한쪽 부모가 외국에 가서 수년간 떨어져 있는 경우, 아이는 편부나 편모 밑에서 자라게 된다. 홀부모 가정이 되는 것은 아이뿐 아니라 가족 전체에 큰 변화가 일어나는 것으로, 사별이나 이혼으로 부모 중 한 명이 없어지는 것은 아이에게는 적응이 필요한 어려운 일이다.

그러나 홀부모 가정의 아이들에게 한쪽 부모가 없다는 것은 어렵고 힘들지만 극복해야 할 하나의 도전이 된다. 한쪽 부모가 없다고 정상적으로 자랄 수 없는 것은 아니다. 만약 아버지가 없다면 기억이나 주위의 성인 남자에게서 느끼는 특징으로 상상 속의 아버지를 만들 수 있다. 어머니가 없는 경우도 마찬가지로 기억이나 다른 여성과의 관계에서 어머니상을 만들 수 있다. 그러므로 홀부모 가정에서 단지 아이에게 없는 부모자리를 메우기 위해 부적당한 결혼을 하는 것은 적절하지 않다.

홀부모가 주의해야 할 점

홀부모는 흔히 전 배우자에게 느꼈던 감정적 욕구를 아이에게서 느끼고 싶어 한다. 특히 홀부모는 첫아이에게 의지하고 싶은 생각이 들고, 아이의 입장에서는 어려움에 처한 부모에게 감정적 지지를 하고 싶어 한다. 하지만 아이의 경우 자신의 감정적인 발달에 장애를 초래하지 않고서는 어른의 역할을 할 수 없다. 아이가 어른의 대치물로 행동해야 한다면 아이의 감정적 발달과 성장이 방해되는 것이다. 따라서 홀부모는 아이에게 성인의 감정적 욕구를 원하지 않아야 하며 부모가 해야 할 일을 배워야 한다.

🐾 홀어머니 가정의 경우

어머니의 마음가짐이 가장 중요하다. 어머니는 때로 외로움을 느끼고, 갇혀 있고, 헷갈리는 느낌을 가지고 이것을 아이에게 드러낼 수도 있다. 이것은 지극히 자연스럽고 또 아이에게 크게 해가 되지 않는다. 중요한 것은 어머니가 정상적 인간으로 계속 살아가는 것이고, 친구와 사귀고, 오락을 즐기고, 바깥일을 하든지 해서 사회 활동을 가능한 한 계속하는 것이다. 아이가 너무 어리거나 주위에서 도와줄 사람이 없거나 하면 일이 어려워지지만 가능한 한 자신의 시간을 내야 한다. 아이에게는 어머니의 활기차고, 적극적인 개방적인 태도가 도움이 된다. 어머니가 자신의 모든 활동, 생각, 감정을 아이에게 구속시키는 것은 아이에게 좋지 않다.

🐾 홀어머니의 아들 기르기

홀어머니가 남자 아이를 기를 때는 아이가 다른 성인 남자들과 만날 수 있는 기회를 자주 갖게 하는 것이 좋다. 어머니의 입장에서는 아들을 정신적 친구로 여기고, 자신의 취향에 맞추도록 하려는 마음을 가질 수 있다. 아이는 조숙해지고 성인 취향이 된다. 홀어머니의 경우 충분히 아들과 시간을 보내고 같이 즐거운 시간을 갖되 아들 스스로 흥미를 느끼는 일에 몰두하도록 해야 정신적으로 건강하게 자랄 수 있을 것이다.

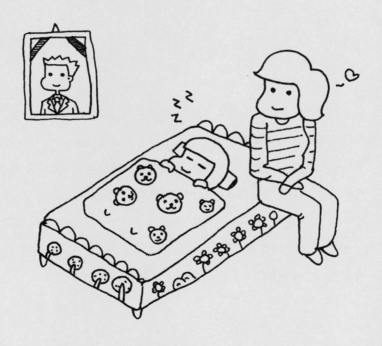

어머니의
우울증이
자녀에게
미치는 영향

    초등학교에 입학한 며칠 후 갑자기 학교에 가기가 무섭다고 하여 병원을 찾아온 아이가 있다. 처음에는 새로운 친구들과 학교 선생님이 무서워 등교를 거부하는 것으로 생각했지만 시간이 갈수록 등교 거부가 심해졌다고 한다. 이런 경우 '학교 공포증'이라고 하는데 아이에게 학교 공포증이 생기는 이유는 무엇일까? 아이가 문제행동을 일으키는 배후에는 어머니의 우울증이 원인인 경우가 많다. 이 아이처럼 분리불안이나 어린이 우울증인 경우에도 어머니의 우울증이 자녀에게 영향을 끼쳐 문제를 일으키는 것으로 본다.

　어머니들은 자신이 우울해도 감추면 아이들이 눈치 채지 못할 것이라고 생각한다. 하지만 아이들은 마른 솜이 물을 빨아들이듯 어머니의 감정을 느끼기 때문에 아이에게 어머니의 우울증을 속일 수 없는 것이다. 이런 경우에는 자녀 치료와 함께 어머니의 우울증에 대한 치료를 받아야 아이의 문제가 더 쉽게 해결된다. 만약 어머니가 우울증이 의심된다면 본인을 위해서뿐 아니라, 전체 가족 그리고 자녀를 위해 꼭 치료적 노력을 아끼지 말아야 한다.

　자녀문제로 정신과를 찾는 경우 어머니 본인은 자신의 우울증을 인정하지 않는 경우도 있다. 하지만 우울증이란 '마음의 감기'로 누구에게나 발생할 수 있으며, 특히 여성의 경우 남성보다 두 배 이상 흔하다. 여성이 일생 동안 우울증에 걸릴 확률은 30%에 달한다는 통계도 있다.

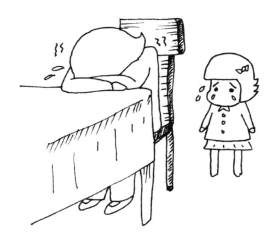

♥ 어머니의 우울증 진단기준 ♥

1. 하루 종일 우울감을 느낀다.

2. 활동 양이 예전에 비해 줄어들었다.

3. 이전에 비해 체중이 심하게 줄거나 심하게 늘었다(예: 1개월에 체중의 5% 이상 변화). 또는 식욕이 심하게 감소하거나 심하게 증가했다.

4. 매일 잠을 잘 못 자거나 예전에 비해 과다하게 잠만 잔다.

5. 매일 심하게 흥분되고 불안하거나(정신운동흥분) 생각과 행동이 느려졌다.

6. 피로를 느끼고 생활에 에너지가 없다.

7. 자신이 가치 없는 존재라는 생각을 하거나 또는 과도하고 부적절한 죄책감을 느낀다.

8. 사고와 집중능력이 감소한 것을 느끼거나 결정을 내릴 때 어려움을 느낀다.

9. 반복적으로 죽음에 대한 생각을 하거나 반복적으로 죽고 싶은 생각이 들고 구체적으로 자살을 시도하기도 한다.

* 위 항목 중 5개 이상의 항목이 2주일 이상 지속되는 경우 진단 내림.

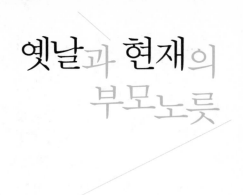

옛날과 현재의 부모노릇

『소학』에 보면 '무릇 자식을 낳으면 여러 어미나 그 밖에서도 할 수 있는 자를 선택하되 반드시 너그럽고 인자하고 온화하고 공경하며 신중하면서도 말이 적은 자를 구하여 자식의 스승이 되게 한다'는 구절이 있다.

수십 년 전 전통적인 육아법을 조사한 결과에 따르면 전국적으로 다음과 같은 공통적인 특징이 있다.

1. 아기를 왼편으로 안고 편안한 마음으로 젖을 먹이면서 쓰다듬어준다. 젖먹이는 아이의 손으로 어미 가슴을 만지게 놔둔다.
2. 아기를 빈방에 혼자 재우지 않는다. 아기가 자는 동안에는 옆에 어른이 지키고 있어야 한다.
3. 아기와 이야기를 많이 한다.

현대의 발달심리학에서는 영유아 시절 어머니에게 어떤 보살핌을 받았는지에 따라 그 사람의 미래의 성격이 형성된다고 본다. 이런 관점에서 볼 때 어머니의 왼편 가슴의 심장 소리를 들으며 행복감에 젖어들도록 어루만져 주는 전통 육아법의 방식은 사람에 대한 기본적인 신뢰를 만들어 안정된 인격을 형성해주는 기초가 된다고 할 수 있다. 또한 신체접촉과 애정이 넘치는 상호교환을 중요시하는 전통 육아법은 아이가 자라서 낙천적이고 자신감이 넘치는 성격을 형성하는 바탕이 된다.

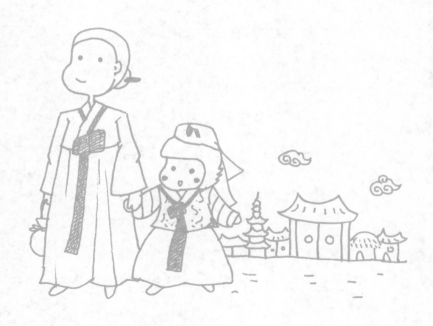

🐵 원숭이 실험과 신체접촉의 중요성

할러^{M.K. Harlow} 박사는 1969년에 다음과 같은 원숭이 실험을 했다. 한 방에는 계속 우유가 나오는 철로 만든 어미원숭이 모형을 두고 다른 방에는 따뜻한 털로 만든 어미원숭이 모형을 만들어두었다. 그리고 새끼원숭이가 어느 쪽 어미를 더 좋아하는지 관찰했다. 그 결과 새끼원숭이는 배고플 때를 제외하고는 거의 모든 시간을 털로 만든 어미원숭이 모형에 매달려서 노는 모습이 관찰되었다. 이것으로 할러 박사는 실제적인 음식 공급보다 따뜻한 신체접촉과 그 경험을 통한 안정감이 생존에 더 중요하다는 결론을 내렸다.

🐵 전통 육아법의 우수성

전통 육아법은 어머니와의 신체접촉을 강조하고 있다. 안고 업고 하는 보살핌과 '잼잼', '도리도리' 하는 모아놀이는 모두 신체접촉으로 이루어져 있다. 현대 발달심리학에서도 영유아기의 안정된 애착형성을 위해 신체접촉을 중요시한다. 영유아기에 안정된 환경에서 어머니와 따뜻한 신체적 접촉을 많이 한 아기가 자라서 안정되고 따뜻한 인격의 소유자로 성장한다. 이런 관점에서 볼 때 전통 육아법은 좋은 성격 형성을 위한 아주 훌륭한 지침서라고 할 수 있다.

　현대의 부모들은 부모 노릇에 위기를 맞고 있다. 가족은 핵가족화 되고 직장을 갖는 여성이 증가하면서 아이를 갖지 않으려는 여성이 늘고 있다. 육아에 대한 과도한 부담으로 출산과 양육을 회피하는 경우도 많아지고 있다.

　대가족하에서와는 달리 부모 역할에 대해 보고 배우는 학습경험도 부족하고 양육에 대한 지식과 경험도 상당히 부족하다. 부모의 입장에서는 경쟁시대의 자녀교육이라고 하면 인지발달을 잘 시키는 것이라고 생각한다. 하지만 더 기본적이고 인성의 바탕이 되는 정서교육은 영유아 시절 부모와의 따뜻한 상호작용을 통해서만 이루어진다는 것을 모든 부모들은 알아야 한다.

직장여성과 자녀교육

직장 여성의 아이는 더 문제가 많은가

한 통계에 의하면 우리나라 주부의 취업률은 현재 50%가 넘는다고 한다. 현대 사회가 산업화·선진화되면서 여성의 교육수준이 높아지고, 여성의 취업 성취욕도 높아지면서 주부 취업률이 높은 것은 어떻게 보면 당연한 현실이다. 하지만 주부가 취업하는 경우에 부딪히는 가장 어려운 문제는 자녀를 돌보는 일이다.

'어머니가 직장을 가지고 있는 경우, 아이는 다른 아이들보다 많은 문제를 가지고 자라는 것일까' 하는 의문이 생길 수 있다. 하지만 가장 중요한 것은 어머니가 직장을 가지고 있는 경우에 일차적으로 아이를 돌보는 사람이 누구냐는 것이다. 대게는 시부모나 친정부모가 아이를 보살핀다. 또는 집에 보모를 고용하는 경우도 있을 수 있다.

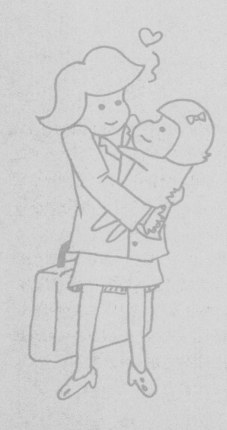

건강한 애착이란 일차적으로 아이를 돌보는 사람이 변화 없이 아이를 꾸준히 돌볼 때 아이와 아이를 돌보는 사람과의 관계에서 형성되는 것이다. 어머니가 아닌 대리모가 아이를 돌보는 경우에는 이런 애착형성에 여러 가지 어려움이 생길 수 있다. 따라서 취업주부인 경우 상대적으로 건강한 애착형성에 불리할 수 있다.

건강한 애착이란 무엇이며 어떻게 만들어지는 것일까

발달심리학에서 애착이란 어머니와 아이 사이의 끈끈한 정을 말한다. 이러한 애착은 3세 이전의 어린 시절에 부모가 변함없이 따뜻하고 안정된 사랑과 보살핌으로 아이와 상호작용할 때 만들어진다. 아이 쪽에서는 어머니에 대한 신뢰, 믿음, 의존심 같은 정서적 상태가 생겨난다. 보살피는 사람이 자주 바뀌거나, 어머니가 우울해서 아이를 제대로 돌보지 못하거나, 다른 일에 신경을 쓰거나 해서 정서적으로 방임한 상태로 아이를 대하면 건강한 애착이 생기기 어렵다.

건강한 애착은 아이가 나중에 성인이 되어서 모든 인간관계를 할 때 상대를 믿고 배려하고 따뜻하게 사랑할 수 있는 기본적인 정서가 된다. 따라서 3세 이전의 일차 양육자와의 건강한 애착형성은 그 아이의 일생을 결정짓는 아주 중요한 일이라 할 수 있다.

일차 양육자가 자주 바뀌거나 어머니가 우울할 때 건강한 애착 대신 불안정한 애착이 만들어진다. 아이는 사람들에 대해 반응이 없거나 아니면 어머니와 떨어지는 것에 대해 지나치게 불안해하는 모습을 보이게 된다. 자라서 유치원이나 학교에 입학할 때 어머니와 떨어지지 않

으려고 하는 분리불안증상도 그 원인은 불안정한 애착형성에 있다고
보아야 한다.

어머니와 함께하는 시간보다 어떻게 지내느냐가 더 중요하다

건강한 애착형성을 위해 직장생활을 하는 어머니는 어떻게 해야 할
까? 밝고 건강한 애착형성을 위해서는 하루에 어머니와 함께하는 시
간이 한 시간 반 이상이면 충분하다. 즉, 어머니와 함께하는 시간이 무
작정 많은 것보다 최소한 한 시간 반 이상의 시간을 어떻게 함께 보내
느냐 하는 것이 더 중요하다. 따라서 0~3세까지 아이를 기르는 직장여
성의 경우엔 직장에 다녀온 후로는 아이와 즐겁게 놀며 지내는 시간을
꼭 가져야 한다.

직장여성의 자녀가 더 우수하다는 연구

직장여성의 자녀 중 특히 여자 아이들이 어머니가 직장을 가졌을 때
더 활발하고 미래의 여성상에 대하여 긍정적이라는 보고가 있다. 그리
고 전문직에 종사하는 여성의 자녀들은 더 우수하다는 보고도 있다. 이
런 경우엔 전문직 여성인 어머니가 여자 아이들에게 좋은 역할모델이
되었다고 본다.

직장여성이 자녀양육에서 주의할 점

1. 일차 양육자를 자주 바꾸지 않는다.

2. 어머니가 직장에 있는 동안 아이가 지내는 환경과 돌
   보는 사람이 변함없이 꾸준한 경우가 좋다.

3. 일하고 집에 돌아오면 아이와 적극적으로 함께 지내는
   시간을 꼭 갖도록 한다(한 시간 반 정도 시간으로).

4. 직장여성으로 아이를 잘 돌보지 못한다는 죄책감을 갖
   지 않도록 한다.

5. 우울증이 의심되거나 직장이나 가족관계에서 생기는
   스트레스는 '마음의 감기'로 생각하고 정신과 진료를
   통해 조기에 해결하도록 한다.

아이의 정신건강에
영향을 끼치는
부모의 태도

🐾 어머니가 건강해야 아이도 건강하게 자란다

노벨 평화상을 수상한 미국의 루스벨트 대통령은 다음과 같은 연설을 한 적이 있다.

"우리 세대의 가장 중요한 책무는 우리 국가 과업을 이어갈 다음 세대를 훌륭하게 기르는 일이다. 따라서 아이들을 보호하고 특히 여자 아이를 보호해야 한다."

아이의 정신건강을 중요시하고 특히 미래의 어머니가 될 여자 아이의 정신건강에 나라의 미래가 달려 있다고 보는 대통령의 교육철학을 표현한 것이다.

🐾 태교의 중요성

우리나라에는 태교를 중시하는 전통이 있다. 조선시대에 쓴 『태교신기』에는 임신 중의 올바른 행동이나 마음가짐에 대해 설명하고 있다. 또 '태교의 책임은 그 지아비에게 있다. 태교는 온 집안이 해야 하고 임부를 보호해야 한다'는 내용도 있다. 이것은 현대의학으로 해석하면 임신 시작부터 어머니의 신체적인 건강뿐 아니라 정신건강을 위해 남편과 주위 사람의 도움이 필요하다는 것이다.

정신과에서는 그 집안에 정신과 환자가 발생한 원인을 추적할 때 삼대에 걸쳐서 살펴본다. 즉, 그 환자의 부모의 성격과 성장환경, 그리고 조부모의 성격과 성장환경에 대해서 물어본다. 이런 맥락에서 보면 임신 전 또는 임신 시작부터 남편을 비롯한 가족의 정신건강이 태교에 영향을 끼친다는 『태교신기』의 주장은 현대 과학적인 주장과 일치한다.

🐾 부모의 과잉보호나 과잉통제

최근 핵가족화로 자녀 수가 감소되어 한 명 또는 두 명의 자녀를 둔 가정이 대부분이다. 이런 상황에서 부모는 자녀를 과잉보호하거나 과잉통제하는 경우가 많다. 대개는 외동아이거나 만성병이 있는 경우에 아이가 제대로 할 수 있는 능력이 없다고 생각해서 과잉보호를 하게 된다. 또는 부부 사이가 나쁜 경우 한쪽 부모가 아이에게 집착하는 경우도 있다.

자녀를 과잉보호하는 경우 아이가 자기중심적이 되고 충동을 억제하거나 조절하지 못해서 버릇없는 아이로 자라게 된다. 자라서는 오히려 독립심과 자신감이 부족하여 정서적인 문제가 있는 성인이 되기 쉽다.

과잉통제형 부모는 대개 스스로가 강박적인 성격인 경우가 많다. 부모가 아이에 대해 지나친 욕심을 부릴 때도 아이의 행동에 대해 일일이 간섭하고 통제하게 된다. 이런 경우 아이는 부모에 대한 불안과 분노를 억누르게 되고 증오심을 갖게 된다. 자라서는 말을 잘 듣지 않는 반항적인 성격이 되거나 그 증오심이 자신에게로 향해 우울증에 빠지기도 한다.

부모가 미성숙할 때

부모가 미성숙할 때 가장 문제가 되는 것은 자녀를 형제나 친구처럼 여기고 대한다는 것이다. 자녀가 알아듣지 못하는데도 자기의 고민을 털어놓거나 때로는 자녀와 경쟁심을 느끼고 싸우는 부모도 있다. 이런 경우엔 아이가 오히려 부모 역할을 하게 되고 나이에 비해 조숙해진다. 하지만 내면적으로는 의존욕구가 충족되지 않기 때문에 자라서 대인관계에 어려움을 겪게 된다.

부모에게 정신질환이 있을 때

자녀의 기질은 태어날 때 유전적인 영향을 받아 결정된다. 하지만 자라면서 가정에서 부모의 행동과 감정을 모방하거나 동일시하면서 성격이 만들어져 가기 때문에 부모의 정신질환은 자녀에게 큰 영향을 끼친다. 특히 어머니가 우울한 경우에는 아이에게 충분한 자극을 주지 못하기 쉽다. 부모가 불안하면 걱정이 앞서서 아이에게 다양한 경험을 못하게 하며, 부모가 정신병이 있는 경우에는 아이의 생각과 행동에 상당한 혼동이 생길 수 있다.

이러한 이유로 소아정신과에서 아이를 진료할 때는 부모의 성격과 정신질환 유무를 살펴서 아이에게 어떤 영향을 끼쳤는지 살펴보는 것을 중요시한다.

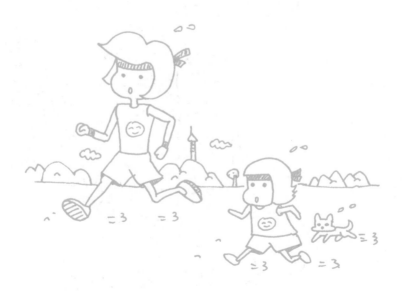

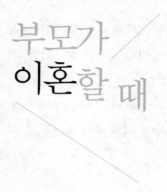

부모가 / 이혼할 때

최근 수년간 전국의 이혼율이 급증하고 있다. 2006년 통계를 보면 인구 1000명당 6.2명이 이혼했다. 특히 30대 여성의 경우 1000명당 12명이 이혼하여 평균의 두 배에 달한다. 자녀의 입장에서 보면 사춘기 이전인 아동기에 부모의 이혼을 경험하는 비율이 가장 높다고 할 수 있다.

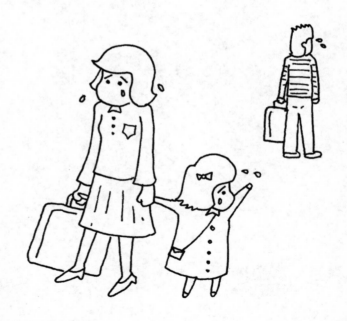

우리 아이들은 어떤 미래에서 살게 될까

산업자본주의가 발달하고 개인의 자유를 존중하는 북유럽 국가에서는 부부가 이혼하는 것은 물론이고 처녀가 아이를 낳아도 조금도 흠이 되지 않는다. 여성이 사회생활을 하면서 결혼과 임신을 필수가 아닌 하나의 선택으로 받아들이는 것이 당연시되기 때문이다.

우리나라도 비슷한 일이 일어나고 있다. 여성들은 결혼 후에도 직장생활을 해야 한다고 생각한다. 한편 여성이 경제력을 갖게 되면서 이혼을 보다 쉽게 생각하게 되고, 자녀들은 부모 이혼 후 홀부모 아래에서 자라게 될 가능성이 높아지고 있다.

부모 역할을 제대로 하려면 양쪽 부모가 모두 있는 것이 유리하다

마거릿 미드는 저명한 인류학자이다. 그녀는 침팬지와 함께 생활하며 인류의 가족생활의 기원에 대해 많은 연구를 했다. 그녀는 자식을 기르는 데 대가족이 핵가족에 비해 훨씬 유리하고, 한 집안에 있는 가족 수가 많을수록 아이가 건강하게 자란다고 보았다.

핵가족인 경우 부모의 간섭과 통제로 과잉보호의 위험이 커진다. 그리고 부모의 잘못된 육아를 보상해줄 수 있는 주위 어른이 없기 때문에 아이는 쉽게 상처를 받게 된다. 홀부모 가정인 경우엔 이런 부모자식 간의 유대가 더 깊고 강해 부모문제가 아이에게 쉽게 전달된다. 따라서 이혼가정의 홀부모 아래서 양육되는 아이는 상처받기 쉽고 또 정신건강이 위협받는 상황이라고 할 수 있다.

🐾 이혼에 대한 아이의 정서반응

이혼하거나 별거할 때 부모는 본인들이 심한 혼란을 겪기 때문에 아이의 입장에서 생각해보기가 어렵다. 하지만 아이의 입장에서는 부모의 이혼을 알고 나면 다양한 심리적 변화를 겪는다. 우선 충격을 받아 불안과 슬픔에 빠진다. 또 아이들은 모든 일이 자신 때문에 발생했다는 자기중심적 사고를 하기 때문에 부모의 이혼이 자신이 잘못해서 생겼다는 죄책감을 갖는다. 그 다음에는 걱정과 분노를 느끼고 헤어지게 된 부모에 대한 슬픈 애도반응을 느낀다. 부모가 다시 재결합할 수 있다는 환상과 가난과 기아에 대한 막연한 두려움도 보인다. 나이에 비해 조숙해져서 나이에 알맞은 건강한 정서발달에 지장이 되는 경우가 많다고 보아야 한다.

🐾 부모의 이혼 후 아이들이 겪는 후유증

이혼가정의 자녀들은 계속 잘 자라게 될까? 이들이 성인이 되어서 문제를 일으키거나 본인의 결혼생활에 영향을 받지는 않을까? 이런 의구심으로 이혼가정 자녀들의 10년 후 상태를 살펴본 연구가 있다. 그 결과에 의하면 10년 후에도 부모의 이혼은 계속 그 자녀들의 생활과 대인관계에 영향을 끼치는 것으로 나타났다. 또한 본인들이 결혼할 때는 특히 여자인 경우에 결혼에 대해 자신감이 없고 걱정하는 경향을 보였다. 결혼 후에도 심리적 고통이나 결혼생활 문제를 더 많이 느끼는 것으로 나타났다.

자녀의 나이가 몇 살이든 부모가 이혼할 때는 자녀의 마음의 상처를 줄이기 위해 준비를 시켜야 한다. 이혼을 앞둔 부모는 본인이 심리적으로 불안정하고 불행하기 때문에 아이를 쉽게 속죄양으로 만들 수가 있다. 아이는 이런 부담으로 모든 불행이 자기 자신 때문에 생겼다는 죄책감을 갖는다. 따라서 이혼이 결정된 경우에는 아이가 알아들을 수 있도록 부모가 헤어지게 된 이유를 설명해주어야 한다. 그리고 부모의 이혼이 아이 때문에 일어난 일이 아니라는 것을 분명히 이야기해주어야 한다. 누가 아이를 기를지 양육권을 결정할 때도 아이가 받는 심리적 상처를 최소화하고 아이에게 최선의 이익이 될 수 있도록 고려해야 한다.

재혼가정의 자녀교육

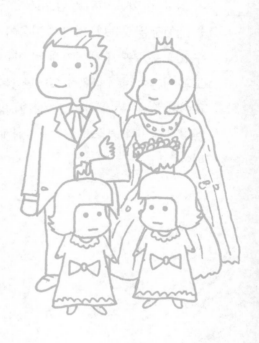

아이들 입장에서 한쪽 부모와 사별하거나 부모가 이혼하는 경우 다양한 형태의 재혼가정이 이루어질 수 있다. 서구의 경우 부모가 이혼할 때 대개는 어머니가 자녀 양육권을 갖는다. 따라서 재혼가정의 아이들은 계부 아래에서 자라는 경우가 대부분이다.

가부장적인 전통과 혈통을 중요시하는 한국에서는 10년 전만 해도 이혼할 때 아버지가 자녀 양육권을 가지는 것이 당연시되었다. 그러나 최근에는 실제 자녀 양육에서 어머니가 훨씬 더 중요한 입장이라는 실용적인 사고가 받아들여지면서 우리 사회에서도 이혼 시에 어머니가 자녀 양육권을 갖는 경우가 많아지고 있다.

재혼가정의 아이들은 부모의 이혼이나 사별을 통해 한쪽 부모와 헤어지는 경험을 한 후, 계부나 계모, 계부나 계모의 전실 자녀들, 부모의 재혼 이후 출생한 형제들이 혼합된 형태의 가정에서 살게 된다. 따라서 연령에 상관없이 심한 정신적 스트레스를 겪고, 그 상처가 제대로 치유되기 전에 다시 새로운 가정에 적응해야 하는 어려움을 겪는다.

철이는 아버지가 재혼한 후 새엄마와 함께 병원을 찾게 되었다. 새엄마는 철이가 잘못된 행동을 하고도 뉘우칠 줄 모르고, 잘못을 가르쳐도 훈육이 통하지 않아 병원에 데리고 왔다고 했다. 철이는 6세 때 부모가 이혼하고 아버지가 양육을 맡았지만 따로 돌볼 사람이 없어 낮 시간에 집에 혼자 방치되었다. 도덕발달에서 중요한 시기인 6세경에 어떤 행동에 대해서 지도를 받거나 잘잘못을 지적받지 못해 양심이나 도덕심이 전혀 길러지지 못했던 것이다. 철이는 나이는 들었지만 정신적으로는 6세에 머물고 있는 상태로 보아야 한다. 이런 경우엔 현재 나이에 상관없이 아이가 6세라고 생각하고 다시 가정교육을 시켜야 한다. 어떤 행동은 바르고 어떤 행동은 바르지 않은지 일일이 가르치고 쉽게 설명해주어야 한다. 도덕심이나 윤리성도 사회성 발달과 함께 아동기 시절부터 적절한 교육을 통해 가정에서 길러져야 하는 것이다. 다행히 철이의 새엄마는 현재 상태에 대해 잘 이해하고 아이를 6세로 생각하고 가정교육을 다시 시켜보겠다고 다짐을 하고 돌아갔다.

재혼가정을 이루고 나서도 부모가 서로 다투거나 갈등이 있을 때 아이들은 다시 불안해진다. 부모가 이별한 경험이 있기 때문에 부모가 서로 싸우다 다시 헤어지지 않을까 하고 미리 걱정한다. 그리고 부모가 다시 헤어지면 자기가 잘못해서 생긴 불행이라는 자학도 쉽게 한다.

재혼가정에서도 자녀 양육에서 가장 중요한 것은 부모의 정서적인 안정감이며, 특히 어머니의 정서 상태가 재혼가정 아이들의 정신건강에 중요한 작용을 한다. 재혼가정 아이들은 사소한 일에도 더 쉽게 마음의 상처를 받을 수 있다. 그러므로 양쪽 부모의 정서적인 유대와 안정감이 더욱 중요하다.

재혼가정의 경우 자녀가 문제행동을 보이면 부모가 서로를 책망하기 쉽다. 재혼가정 자녀의 문제행동은 순탄치 못한 환경이 발달에 영향을 끼친 것이다. 이 경우에는 전문의와 상의해서 아이의 순조로운 발달을 도와주는 것이 부모의 역할임을 명심해야 한다.

다문화가정의 자녀교육

　2008년 10월 말의 통계청 자료에 의하면 11만 3천여 명의 외국인이 국제결혼을 통해 한국 국적을 취득했다고 한다. 2008년 한 해 동안 한국인과 외국인과의 결혼은 3만 8천여 건으로 전체 혼인의 11%에 해당된다. 결혼한 10쌍 중 한 쌍은 국제결혼인 셈이다. 그리고 10년 후엔 한국 인구의 5%가 외국인으로 구성될 것이라 예측하고 있다.

　이제 우리나라는 전 세계인들과 국제결혼을 하여 다양한 민족이 섞여 사는 다민족, 다문화 국가로 변화하고 있다고 보아야 한다. 국제결혼을 통한 다문화가정의 자녀양육도 중요한 사회적인 문제가 되고 있다.

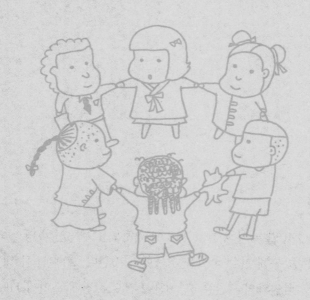

한국이(가명)는 6살 된 남자 아이로 강원도 A시에서 태어나 그곳에서 부모와 돌이 지난 동생과 함께 살고 있다. 한국이네는 다문화가정으로 엄마는 한국으로 시집온 몽골인이다. 결혼 당시 한국말을 전혀 하지 못했던 엄마는 한국이를 낳고 나서 아이를 어떻게 키워야 하는지 물어볼 수 있는 사람이 주위에 아무도 없었다.

한국이가 옹알이를 하자 말을 많이 해주고 싶었지만 남편이 우리 아이는 한국 사람이니 아이에게 몽골말을 해서는 안 된다고 해서 아예 입을 다물어버렸다. 한국이는 자라면서 말이 늦고 불러도 반응이 없고 다른 사람에게 관심이 없어, 4세경 가까운 병원을 찾았더니 자폐성장애란 진단을 내렸다.

한국이 엄마가 자폐증이 어떤 병인지 몽골에 전화해서 친척들에게 자세히 물어보니 자폐증은 고칠 수 없는 장애라고 하였다. 이후로 엄마는 밤마다 한국이가 자폐증을 가지고 평생 장애인으로 살아가는 악몽을 꾸고 있다고 한다.

한국이는 병원에서 부모 면담과 의학적 면담 그리고 발달검사를 받았다. 검사 결과 한국이는 유사자폐증^{반응성애착장애}으로 진단 내려졌다. 유사자폐증은 선천적인 장애인 자폐증과는 달리 출생 후 발달의 결정적인 시기에 양육자가 미숙하거나 우울해서 아기에게 적절한 자극을 주지 못해 발생한 후천성 자폐이다. 그리고 자폐증과는 달리 전문치료와 교육을 통해 회복될 수 있는 질병이다.

한국이의 부모는 한국이가 선천성 자폐가 아닌 후천성 자폐란 진단에 크게 희망을 가지게 되었다. 집에서 할 수 있는 애착증진놀이^{주로 부모와 함께 몸을 부딪치고 뒹구는 놀이로 구성됨}를 매일 30분 이상 하도록 권고했는데, 채 한

달이 되기도 전에 한국이는 놀랍도록 명랑해지고 친구들과의 놀이에도 관심을 보이기 시작했다.

한국이의 경우는 다문화가정 자녀교육 문제의 극단적인 예이지만 모든 다문화가정의 자녀들은 발달상의 문제를 보인다. 엄마의 한국어 미숙으로 인한 언어발달장애와 학습장애가 가장 흔한 소아정신과적인 문제가 된다.

국제결혼가정 자녀들의 언어발달장애와 학습장애는 부모를 통한 교육으로 충분히 예방될 수 있다. 특히 엄마가 외국인으로 한국말에 익숙하지 않은 경우 아이가 옹알이를 시작할 때는 엄마의 모국어를 사용하여 활달한 의사소통을 시도해야 한다. 5세 이전에 이중 언어를 배우면 오히려 지능개발에 도움이 된다고 한다. 아이가 자라면서 외국인 엄마가 아이와 함께 한국말을 배우는 것도 바람직하다.

다문화가정의 자녀가 말하기가 늦고 학습이 늦은 경우엔 조기에 전문가를 찾아 진단과 치료를 받는 시스템이 필요하다. 외국인 부모가 이를 잘 활용할 수 있도록 이웃과 지역사회의 지도와 도움도 필요하다.

내 아이 마음에 무슨 일이 생긴 걸까

ⓒ 김영화, 2009

지은이 · 김영화
펴낸이 · 김종수
펴낸곳 · 도서출판 한울

편집책임 · 이교혜
디자인 · 이희영
본문그림 · 김현철

초판 1쇄 발행 · 2009년 10월 5일
초판 2쇄 발행 · 2010년 3월 22일

주소 · 413-832 파주시 교하읍 문발리 507-2(본사)
　　　　121-801 서울시 마포구 공덕동 105-90 서울빌딩 3층(서울사무소)
전화 · 영업 02-326-0095, 편집 02-336-6183
팩스 · 02-333-7543
홈페이지 · www.hanulbooks.co.kr
등록 · 1980년 3월 13일, 제 406-2003-051호

Printed in Korea.
ISBN 978-89-460-4168-4　03510

* 책값은 겉표지에 표시되어 있습니다.